イラストで語る 歯科医学最前線

Illustrated Topics in Dental Research and Clinical Practice

吉江弘正　監修

クインテッセンス出版株式会社　2013

Tokyo, Berlin, Chicago, London, Paris, Barcelona, Istanbul, Milano, São Paulo, Moscow, Prague, Warsaw, Delhi, Beijing, Bucharest, and Singapore

監修にあたって

　歯科医学の発展と歯科医療の先進は著しいものがあり，驚異的なスピードで輝かしい未来へと向かっている．本書は，その最前線を2部構成でまとめたもので，前半は歯周病学と組織工学的歯周治療の紹介であり，後半はおもに臨床に直結する修復治療や解剖の知識に焦点を当てている．

　前半の歯周病学・歯周治療学においては，分子レベルでの検査・診断，炎症かつ感染である歯周炎と全身とのかかわり，生物学的材料・シグナル分子・幹細胞を応用した歯周組織の再生療法の最先端が記載されている．それぞれの分野の第一人者が，簡潔な文章とインパクトのある図で，わかりやすく紹介している．歯周医学と歯周再生療法の進展は，歯科科学領域の応用に多大な貢献が約束され，また多くの歯科治療技法の近未来的なパラダイムシフトが期待されるものである．

　後半では，革新的な歯科修復学と歯の喪失やインプラントにかかわる臨床的諸問題に関連する話題を取り上げている．これらの話題は，日常臨床に携わる歯科医療従事者に新しい科学的視点を促すものでもある．歯科修復学における新材料やレーザー科学の応用を紹介し，また歯の喪失とインプラント植立に関するさまざまな臨床的問題に関する議論と解決策を取り上げている．

　本書の各章は，それぞれの分野で現在ご活躍されている，まさしく最前線にいる研究者ならびに臨床医により執筆され，無駄のない，わかりやすい明瞭な文章となっている．どの章においても，最新の内容を歯科科学と歯科臨床の両面から考察し，明確な方向性を示唆している．さらに，多くの科学的情報を暗示している驚異的でインパクトのある立体的イメージ図は圧巻であり，本書のセールスポイントでもある．本書が歯科学生，歯科臨床医，そして歯科研究者に対して有益な情報をもたらすことを期待し，また確信している．

　最後に，各章を担当された執筆者のご尽力に感謝し，またクインテッセンス出版株式会社関係者のプロフェッショナルでかつ献身的なご協力に対して，心より御礼申し上げます．

新潟大学大学院医歯学総合研究科　歯周診断・再建学分野
吉江弘正

Table of Contents

監修にあたって　*iii*

Part one — Illustrated Bioscience

1　歯周炎の遺伝子診断　*3*
小林哲夫，吉江弘正

2　血清抗体価測定による歯周病診断システム　*7*
高柴正悟

3　唾液からの歯周病診断　*11*
沼部幸博

4　骨髄間葉系幹細胞を利用した歯周組織再生　*15*
栗原英見，河口浩之

5　サイトカイン FGF-2 による歯周組織再生　*19*
村上伸也

6　歯周疾患が及ぼす冠動脈性心疾患のリスク　*23*
山崎和久

7　歯周病と早産・低体重児出産　*27*
和泉雄一，長谷川-中村　梢，野口和行，古市保志

8　注入型培養骨の現在　*31*
山田陽一，上田　実

9　唾液腺の再生医療　*35*
美島健二，斎藤一郎

10　次世代再生医療としての歯の再生　*39*
齋藤正寛，辻　孝

11　歯周病と糖尿病　*43*
野口俊英，菊池　毅，稲垣幸司

12　薬物誘発性歯肉増殖症の遺伝子診断　*47*
片岡正俊，永田俊彦

Part two
Illustrated Clinical Science

13 象牙質知覚過敏症　53
宮崎真至

14 象牙質再石灰化　57
伊藤修一，斎藤隆史

15 抗菌性モノマー配合プライマー　61
今里　聡

16 ホワイトニングが歯の表面構造に与える影響　65
韓　臨麟，福島正義

17 レーザーホワイトニングと歯の表面　69
横瀬敏志

18 う蝕象牙質とコンポジットレジン修復　73
秋本尚武

19 日常臨床で遭遇する知覚麻痺　77
柴原孝彦

20 ミクロの神経線維レベルでは何が起こっているのか？　81
柴原孝彦

21 神経損傷による麻痺「治るもの・治らないもの」　85
柴原孝彦

22 歯の喪失後に変化する下顎管の形態　89
阿部伸一，井出吉信

23 無歯顎における上顎洞の形態変化　93
阿部伸一，井出吉信

24 上顎結節部の脈管・神経　97
阿部伸一，井出吉信

執筆者一覧(五十音順)

■監　修
吉江　弘正　　新潟大学大学院医歯学総合研究科歯周診断・再建学分野 教授

■執筆者

秋本　尚武　　鶴見大学歯学部保存修復学講座 講師
阿部　伸一　　東京歯科大学解剖学講座 教授
和泉　雄一　　東京医科歯科大学大学院医歯学総合研究科歯周病学分野 教授
井出　吉信　　東京歯科大学 学長／東京歯科大学解剖学講座 教授
伊藤　修一　　北海道医療大学歯学部口腔機能修復・再建学系う蝕制御治療学分野 准教授
稲垣　幸司　　愛知学院大学短期大学部歯科衛生学科 教授／愛知学院大学歯学部歯周病学講座 准教授兼担
今里　聡　　　大阪大学大学院歯学研究科顎口腔機能再建学講座(歯科理工学教室) 教授
上田　実　　　名古屋大学大学院医学系研究科頭頸部感覚器外科学講座・顎顔面外科学 教授
片岡　正俊　　(独)産業技術総合研究所健康工学研究部門バイオマーカー解析研究グループ 研究グループ長
河口　浩之　　医療法人社団 日本鋼管福山病院歯科 科長
菊池　毅　　　愛知学院大学歯学部歯周病学講座 講師
栗原　英見　　広島大学大学院医歯薬保健学研究院応用生命科学部門歯周病態学研究室 教授
小林　哲夫　　新潟大学医歯学総合病院歯科総合診療部 病院教授
斎藤　一郎　　鶴見大学歯学部病理学講座 教授／先制医療研究センター長
斎藤　隆史　　北海道医療大学歯学部口腔機能修復・再建学系う蝕制御治療学分野 教授
齋藤　正寛　　東京理科大学基礎工学部生物工学科 准教授
柴原　孝彦　　東京歯科大学口腔外科学講座 教授

高柴　正悟　　岡山大学大学院医歯薬学総合研究科歯周病態学分野 教授
辻　孝　　　　東京理科大学基礎工学部生物工学科総合研究機構 教授／(株)オーガンテクノロジーズ 取締役
永田　俊彦　　徳島大学大学院ヘルスバイオサイエンス研究部口腔科学教育部歯周歯内治療学分野 教授
沼部　幸博　　日本歯科大学生命歯学部歯周病学講座 教授
野口　和行　　鹿児島大学大学院医歯学総合研究科歯周病学分野 教授
野口　俊英　　愛知学院大学歯学部歯周病学講座 教授
長谷川-中村 梢　鹿児島大学大学院医歯学総合研究科歯周病学分野 助教
韓　臨麟　　　新潟大学大学院医歯学総合研究科口腔健康科学講座う蝕学分野 助教
福島　正義　　新潟大学大学院医歯学総合研究科口腔生命福祉学講座口腔保健学分野 教授
古市　保志　　北海道医療大学歯学部歯周歯内治療学分野 教授
美島　健二　　昭和大学歯学部口腔病態診断科学口腔病理学部門 教授
宮崎　真至　　日本大学歯学部保存学教室修復学講座 教授
村上　伸也　　大阪大学大学院歯学研究科口腔分子免疫制御学講座歯周病分子病態学歯周病診断制御学 教授
山崎　和久　　新潟大学大学院医歯学総合研究科口腔保健学分野 教授
山田　陽一　　愛知医科大学歯科口腔外科 准教授
横瀬　敏志　　奥羽大学歯学部歯科保存学講座 教授

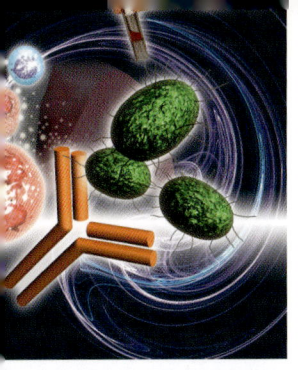

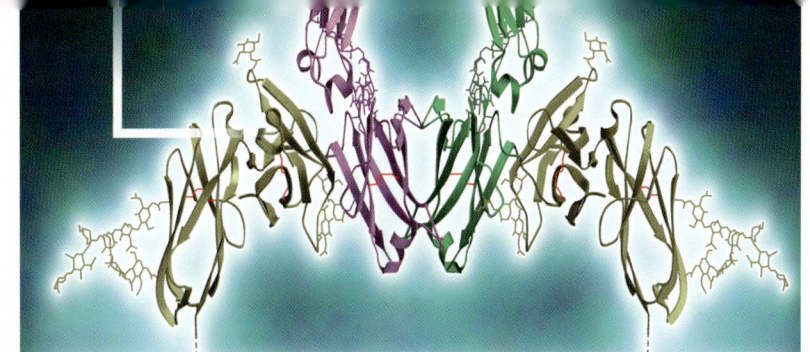

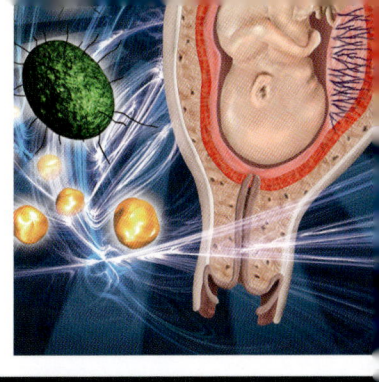

Part one | Illustrated Bioscience

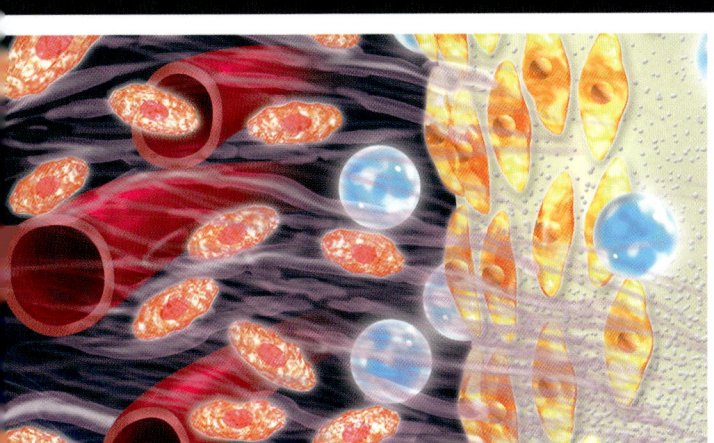

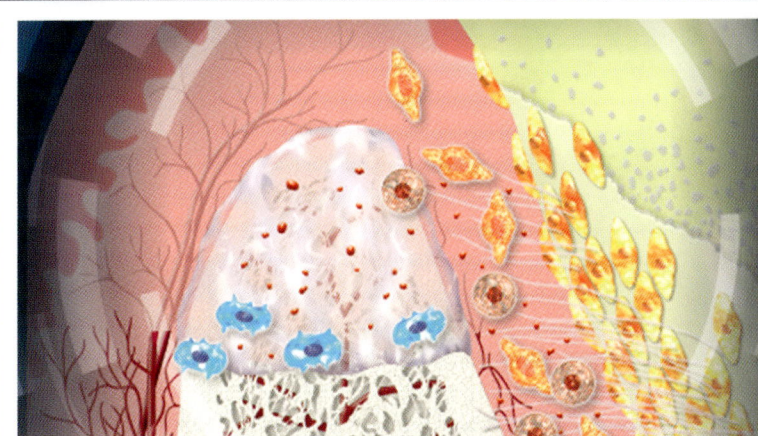

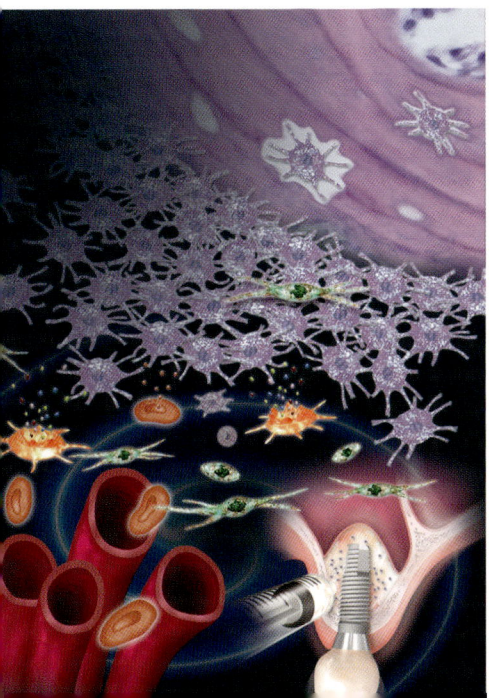

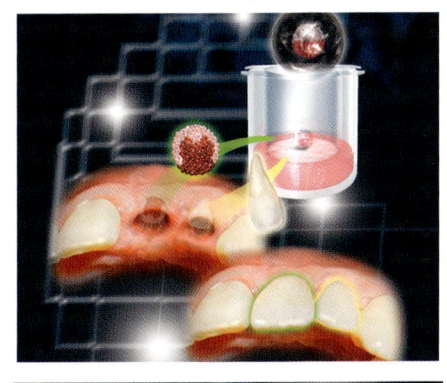

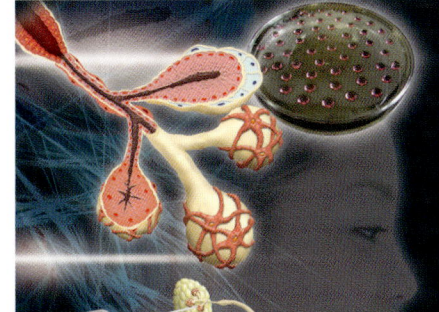

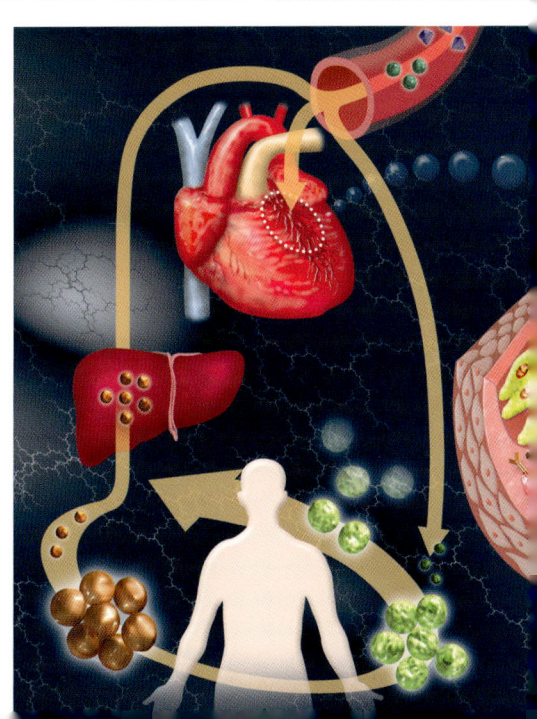

one 歯周炎の遺伝子診断

The Illustrated Bioscience

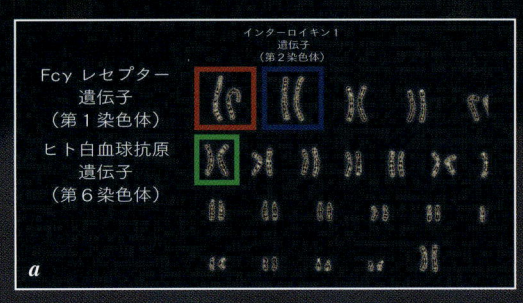

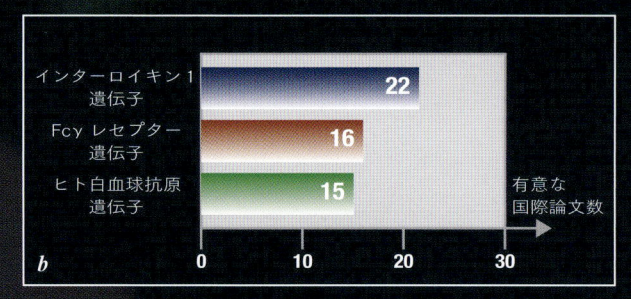

図1 *a*：歯周炎感受性に関連する遺伝子として，第1染色体上のFcγレセプター遺伝子（赤色），第2染色体上のインターロイキン1（IL-1）遺伝子（青色），第6染色体上のヒト白血球抗原（HLA）遺伝子（緑色）の3遺伝子が同定されている。*b*：数値は歯周炎感受性と有意な関連が見られた論文数を示す。

歯周病原細菌感染に対する生体反応として，免疫グロブリンG（IgG）によりオプソニン化された歯周病原細菌は好中球のIgG Fcレセプター（Fcγレセプター）と結合して捕捉・殺菌される．Fcγレセプターにおける IgG結合部の塩基配列（遺伝子タイプ）には個人差があり，遺伝子タイプによって好中球機能が異なり，歯周炎感受性も変わる可能性が考えられる．それゆえ，個人の歯周炎感受性を診断するFcγレセプター遺伝子タイプの検査システムが開発されている．

1．歯周炎の関連遺伝子

歯周炎感受性は個人の遺伝素因と口腔細菌より影響される．歯周炎感受性遺伝子に関する報告は現在まで150以上にものぼるが，第1染色体上のFcγレセプター遺伝子，第2染色体上のインターロイキン1（IL-1）遺伝子，第6染色体上のヒト白血球抗原（HLA）遺伝子が有望である（図1）．しかしながら，IL-1A ＋4845やIL-1B ＋3954遺伝子は日本人ではリスクタイプ頻度がきわめて低いため十分な評価が困難である[1,2]．

2．Fcγレセプター遺伝子

歯周病原細菌感染に対する生体反応として，歯周病原細菌はIgGによりオプソニン化され，次いで，好中球のFcγレセプターと結合して捕捉・殺菌される．この生体反応の個人差は，FcγRIIIBにおけるIgG結合領域内のアミノ酸の違いによるFcγRIIIB-NA1/NA2多型により制御される．NA2/NA2タイプ好中球は，NA1/NA1タイプ好中球と比べてIgG1またはIgG3によりオプソニン化された*Porphyromonas gingivalis*に対する捕捉・殺菌が弱い[3]．それゆえ，FcγRIIIB-NA2/NA2タイプは歯周ポケット内の歯周病原細菌を十分に排除できず，相対的に歯周炎ハイリスクとなる可能性が考えられる（図2）．

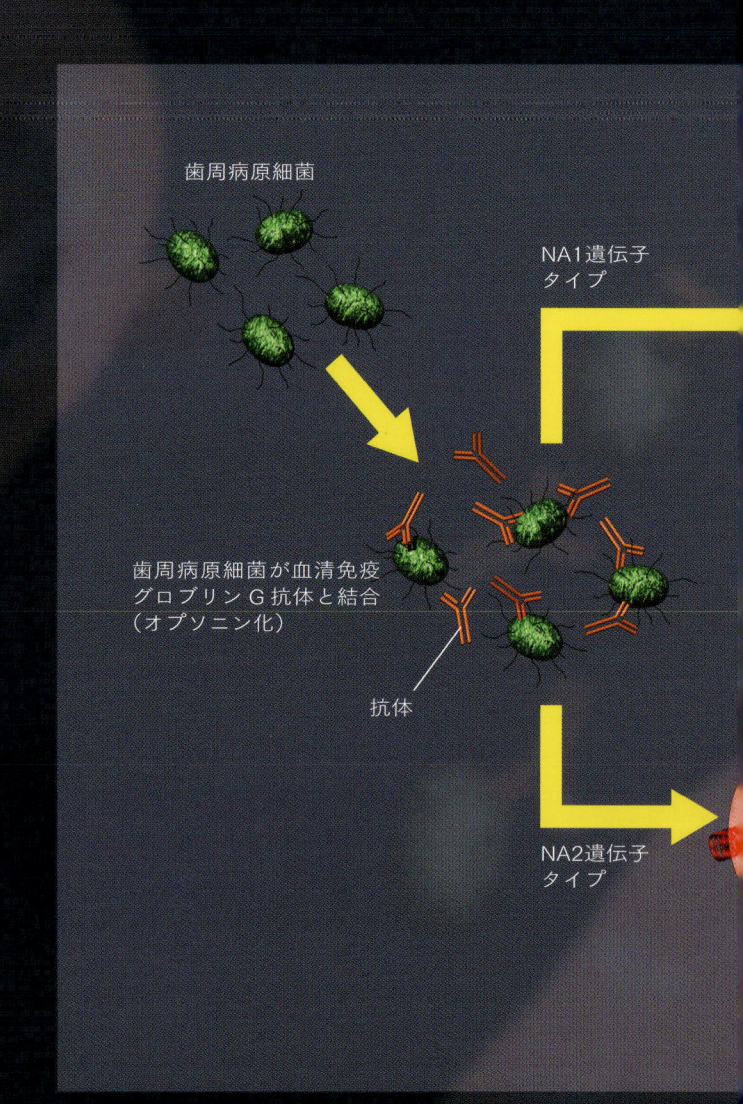

図2 Fcγレセプターにおける IgG結合領域内の遺伝子タイプによって好中球機能に個人差が生じ，その結果，歯周炎感受性も個人間で異なる可能性がある．

3. Fcγレセプター遺伝子と自己免疫疾患

IgGによりオプソニン化された歯周病原細菌の排除は，好中球Fcγレセプターとの結合能に影響される．FcγレセプターにおけるIgG結合領域内の遺伝子多型・遺伝子タイプによって歯周炎感受性が異なる可能性が考えられる．全身性エリテマトーデス（SLE）は免疫複合体が関与する自己免疫疾患であり，IgG産生の亢進により結合組織破壊や多臓器障害が起こる．IgG排除能はSLEの病因の1つであることから，Fcγレセプター遺伝子タイプもSLE感受性に関与することが考えられる．遺伝子解析の結果，FcγRIIA-H131-R131多型が歯周炎とSLEのリスク因子であることが示された[4,5]．FcγRIIAのアミノ酸131部位がアルギニン（FcγRIIA-R131）かヒスチジン（FcγRIIA-H131）かでIgG2およびIgG3に対するレセプター親和性が異なる．FcγRIIA-R131/R131タイプの好中球はIgG2およびIgG3によりオプソニン化された歯周病原細菌を十分に排除できず，歯周炎やSLEに対するリスクが高まる可能性が考えられる（図3）．

歯周病原細菌感染に対する生体反応として，IgGによりオプソニン化された歯周病原細菌は好中球のFcγレセプターと結合して捕捉・殺菌される．FcγレセプターにおけるIgG結合部の遺伝子多型・遺伝子タイプによって好中球機能が個人間で異なり，その結果，歯周炎感受性も変わる可能性が考えられる．それゆえ，個人の歯周炎感受性を診断するFcγレセプター遺伝子タイプの検査システムが開発されている．

筆者らは，遺伝子タイピングによる歯周炎感受性における個人差の判別を研究目的としているが，リウマチ疾患と歯周病の共通リスク遺伝子も現在解析中である．

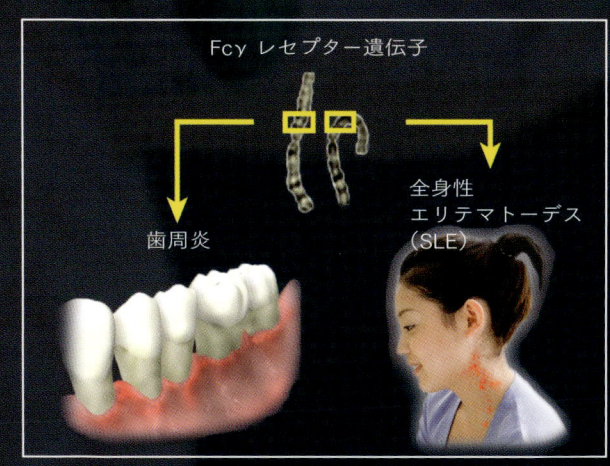

図3 FcγレセプターのIgG結合領域内の遺伝子多型はSLE感受性にもかかわる可能性がある．

参考文献

1. Yoshie H, Galicia JC, Kobayashi T, Tai H. Genetic polymorphisms and periodontitis. Interface Oral Health Science. International Congress Series 2005 ; 1284 : 131-139.
2. Yoshie H, Kobayashi T, Tai H, Galicia JC. The role of genetic polymorphisms in periodontitis. Periodontol 2000 2007 ; 43 : 102-132.
3. Kobayashi T, van der Pol WL, van de Winkel JG, et al. Relevance of IgG receptor IIIb (CD16) polymorphism to handling of Porphyromonas gingivalis : Implications for the pathogenesis of adult periodontitis. J Periodontal Res 2000 ; 35 : 65-73.
4. Kobayashi T, Ito S, Yamamoto K, et al. Risk of periodontitis in systemic lupus erythematosus is associated with Fcγ receptor polymorphisms. J Periodontol 2003 ; 74(3) : 378-384.
5. Kobayashi T, Ito S, Yasuda K, et al. The combined genotypes of stimulatory and inhibitory Fcγ receptors associated with systemic lupus erythematosus and periodontitis in Japanese adults. J Periodontol 2007 ; 78(3) : 467-474.

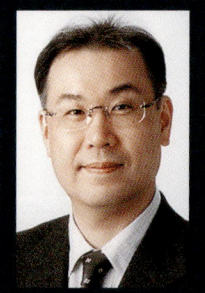

小林哲夫
新潟大学医歯学総合病院
歯科総合診療部　病院教授

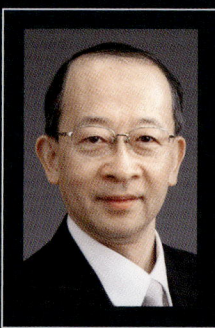

吉江弘正
新潟大学大学院医歯学総合研究科
歯周診断・再建学分野　教授

2 | 血清抗体価測定による
two | 歯周病診断システム

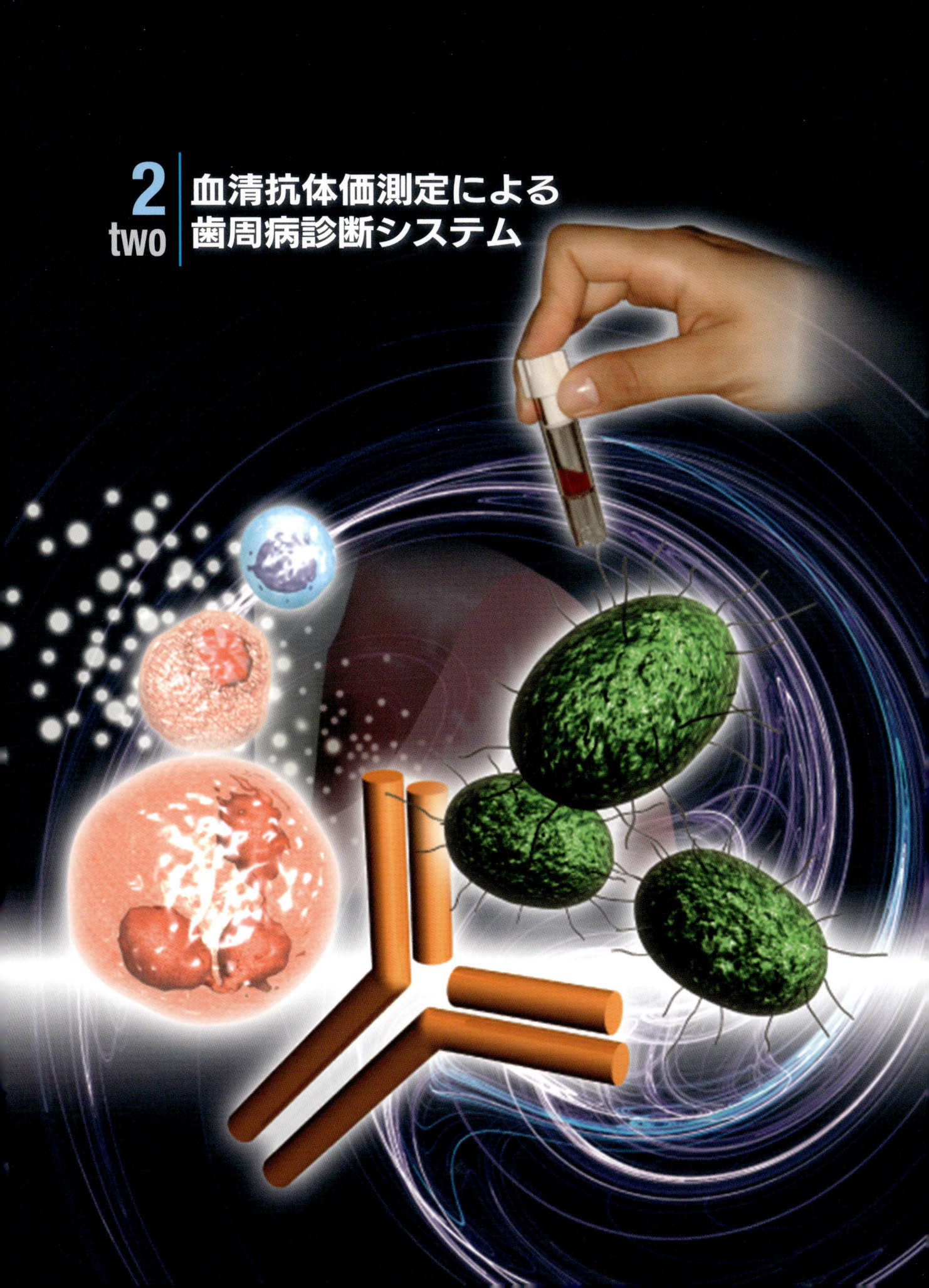

The Illustrated Bioscience

　歯周病細菌が感染すると，宿主は「抗体」を産生し，細菌を排除しようとする．患者の血液(血清)中のこの「特異抗体」を検出・定量することによって，歯周病細菌の感染状態や，歯周病の活動度(炎症の状態)を評価することができる．

　この原理を用いて，患者の指先採血から採血後の血清分離が可能な歯周病診断システムを，筆者らは日本歯周病学会の研究班として開発中である．一般開業医，あるいは家庭において，血清学的検査による科学的な歯周病診断が実施可能になろうとしている．

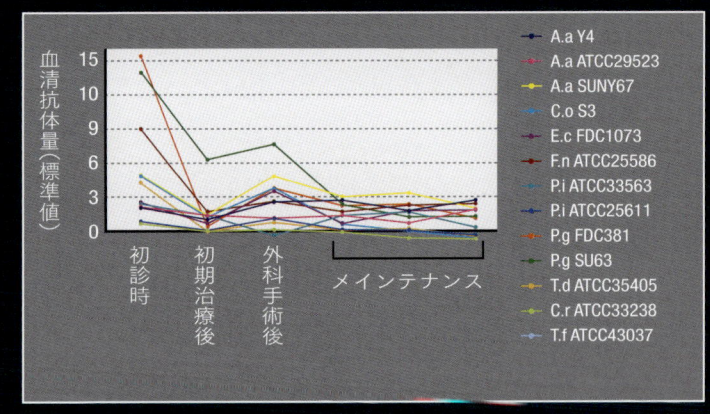

図1 歯周治療後の歯周病原細菌に対する IgG 抗体価の典型的な変動．

1. 歯周病の血清学的診断の原理と課題

　歯周病細菌が感染すると，宿主は「抗体」を産生し，細菌を排除しようとする．この「特異抗体」を検出・定量することによって，歯周病細菌の感染状態や，歯周病の活動度(炎症の状態)の評価ができる．

　実際に歯周病細菌に対する「血清 IgG 抗体価」(IgG：抗体としてはたらくタンパクの一種)は，治療の経過にともなって減少することが多い(*図1*)．

　また「血清抗体価」の測定は，歯周病患者のスクリーニングにも有効であることもわかってきた[1]．

　ところが，歯周病の血清学的な診断は大学病院などの限られた施設で行われているに過ぎない．一般歯科医院での検査実施の妨げとなっている原因は大きく2つある．1つは，口腔細菌叢の複雑さや宿主因子の多様性から，血清抗体価と歯周病の病態が必ずしも一致しないこと．もう1つは，採血から血清抗体価の測定にいたる一連の操作には特別な技術や機器が必要であるにもかかわらず，検査を請け負う機関がないことであった．

2. *P. g* 菌などの「血清抗体価」に注目

　われわれの研究室では，歯周病の病態と「血清抗体価」の関連性についての臨床研究に20年来取り組んでいる[2]．集積された臨床データの解析によって，歯周病患者では *Porphyromonas gingivalis*(*P. g* 菌)に対する血清抗体価が高いほど病状(ポケット深さ)が悪化する傾向があり，歯周病細菌のなかで *P. g* 菌をはじめとした数菌種に対する「血清抗体価」が患者の病状をよく反映していることがわかってきた(*図2*：患者の血清抗体価は，健常者と比較しやすいように標準値として表した)．

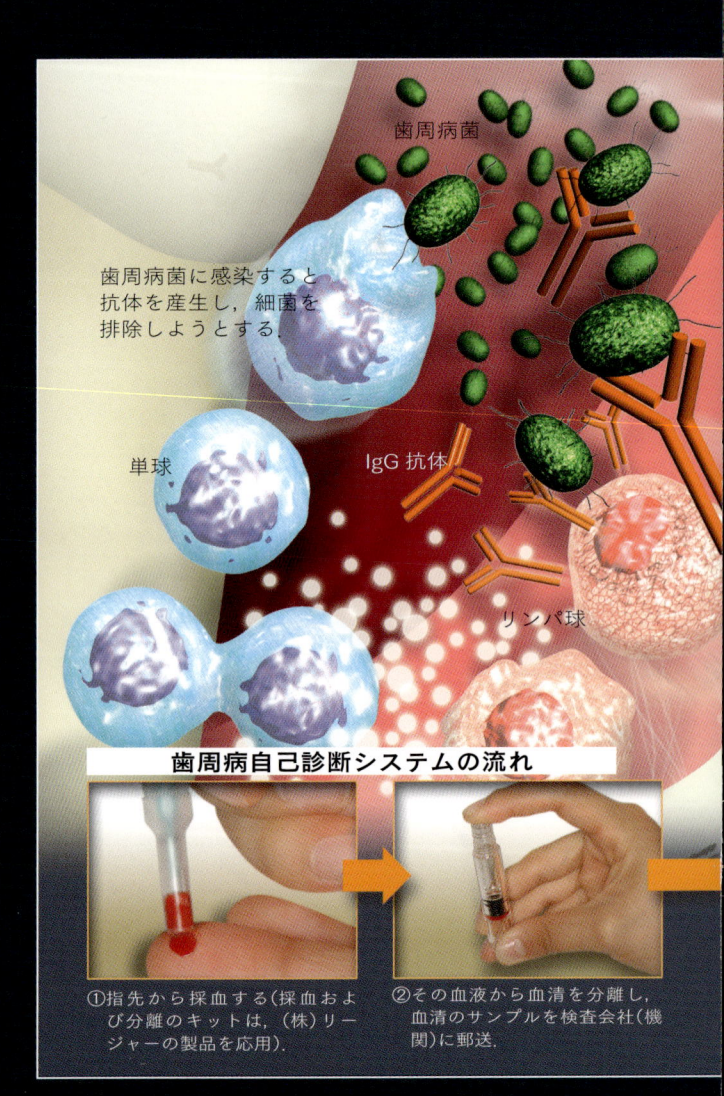

図4 炎症歯肉中の体液性免疫応答と血液を用いた歯周病自己診断システム(①〜④)．

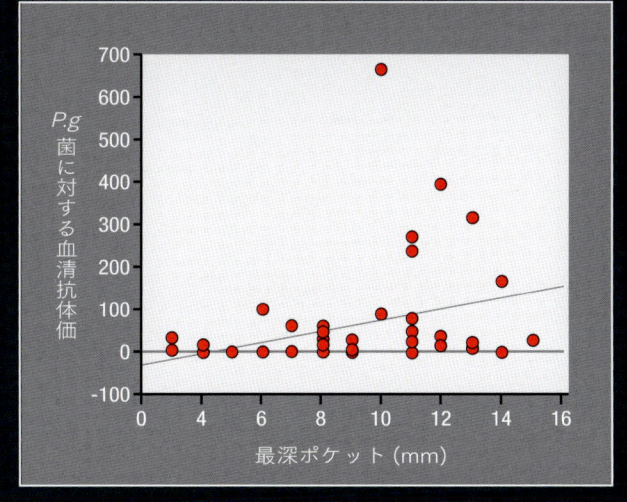

図2 *P.g* 菌に対する IgG 抗体価と最深歯周ポケット深さとの関係.

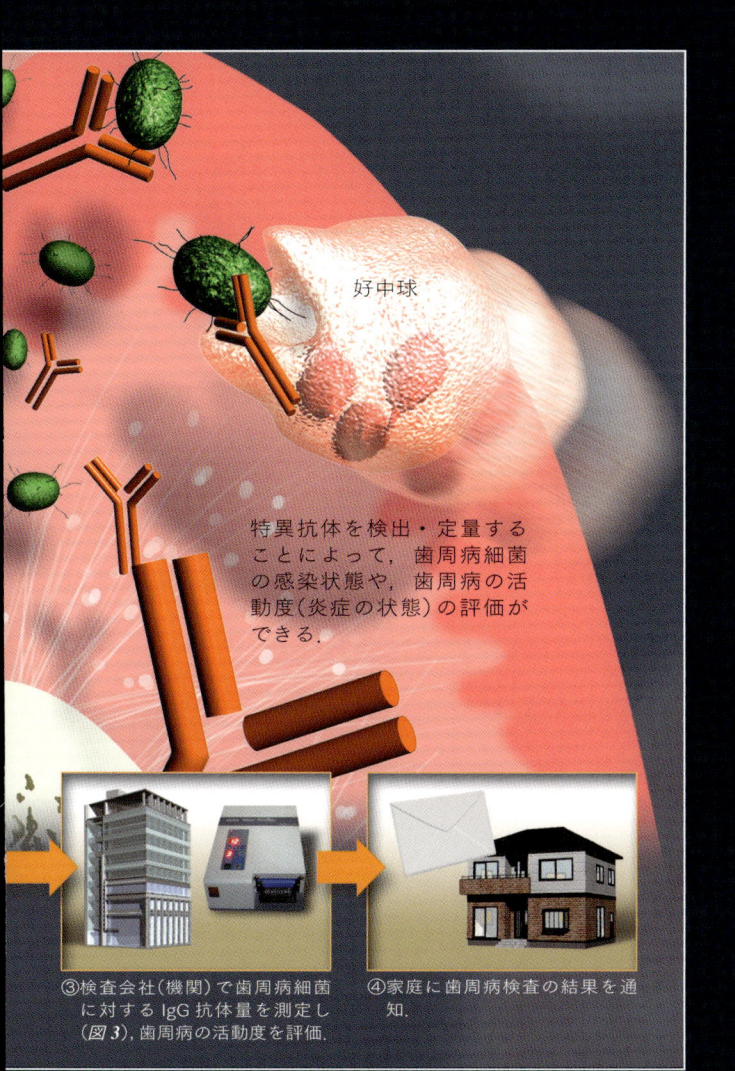

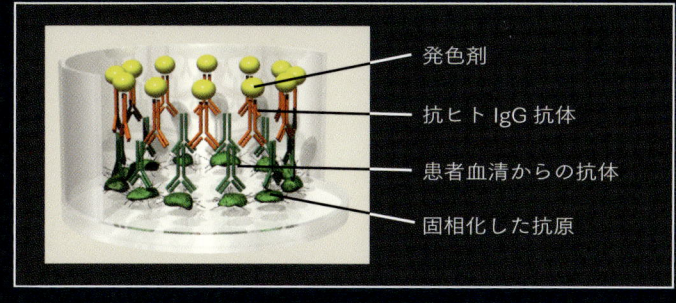

図3 歯周病細菌に対する IgG 抗体価測定法.
血清抗体価の測定には，超音波破砕した歯周病細菌を抗原とした ELISA(Enzyme Linked Immuno-Sorbent Assay)法を用いている.

3．指先採血による歯周病の自己診断システムの確立

誰もが簡単に依頼できる検査システムの構築をめざして，日本歯周病学会を中心とした産学連携の取り組みがなされている．われわれが集積した学術的情報を提供して歯周病原細菌に対する IgG 抗体価測定法による歯周病検査キットの作製を民間企業に依頼した(図3)．従来は静脈血を採取して検査を行っていたが，キットのデバイスにより，簡便な指先からの自己採血と採血後の血清分離が可能になっている(図4①,②)．これを検査会社(機関)に郵送することで，一般開業医，あるいは家庭においての歯周病診断が実施可能になる(図4③,④)．血清学的検査によって科学的に歯周病の病態を評価し，自覚症状の乏しい歯周病患者の早期発見につながることが期待される．国民の健康増進に寄与できるまであと一歩のところである．

参考文献

1. 大山秀樹,岡本真治,西村英紀,新井英雄,髙柴正悟,村山洋二. 歯周病原性細菌に対する血清IgG抗体を測定することによって集団検診で若年性歯周炎患者を検出する方法に関する研究. 岡山歯学会雑誌 2001;20(2):181-191.

2. Murayama Y, Nagai A, Okamura K, Nomura Y, Kokeguchi S, Kato K. Serum immunoglobulin G antibody to periodontal bacteria. Adv Dent Res 1988;2(2):339-345.

3. Takashiba S, Kudo C, Naruishi K, Maeda H. Evaluation of periodontitis by a blood test. Presented at the 88th International Association for Dental Research, Barcelona, 14-17 July, 2010.

4. Takashiba S, Kudo C, Naruishi K, Maeda H. Setting cut-off value of blood test for periodontitis and pneumonia. Presented at the 89th International Association for Dental Research, San Diego, 16-19 May 2010.

5. Takashiba S. Mail medicine using fingertip plasma for screening and monitoring periodontitis. Presented at the 96th annual meeting for the American Academy of Periodontology, Honolulu, 30 Oct-2 Nov 2010.

6. Kudo C, Naruishi K, Maeda H, Abiko Y, Hino T, Iwata M, Mitsuhashi C, Murakami S, Nagasawa T, Nagata T, Yoneda S, Nomura Y, Noguchi T, Numabe Y, Ogata Y, Sato T, Shimauchi H, Yamazaki K, Yoshimura A, Takashiba S. Assessment of the Plasma/Serum IgG Test to Screen for Periodontitis. J Dent Res. 2012 Sep 26. [Epub ahead of print]

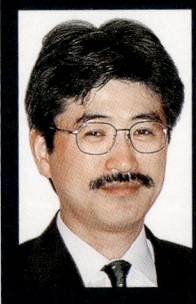

髙柴正悟

岡山大学大学院医歯薬学総合研究科
歯周病態学分野　教授

3 three 唾液からの歯周病診断

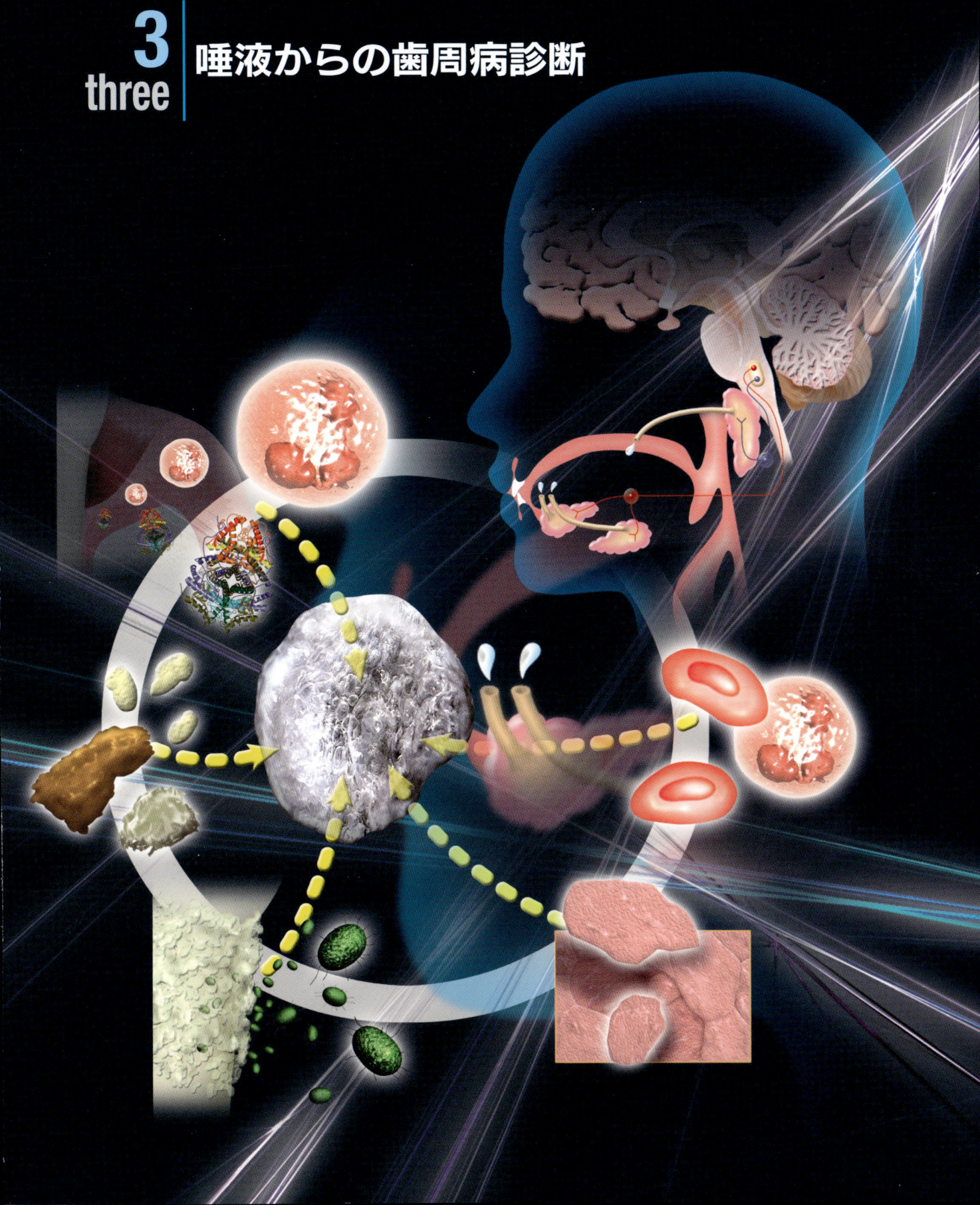

唾液は口腔内情報の宝庫である．近年，歯周病の臨床症状と，唾液中の生化学成分および歯周病原性細菌の状態とに関連が見出された．これは歯周病の存在または治療による歯周組織や口腔環境の変化が，唾液成分の変化に反映されることを意味する．さらに唾液中の歯肉上皮細胞のDNA検索により，歯周病発症に対する感受性の検索も可能となった．よって唾液から，歯周病患者のスクリーニング(検出)，診断，治療効果の判定，治療後の再発防止，さらには将来の歯周病罹患の可能性までもが検索可能になると考えられる．

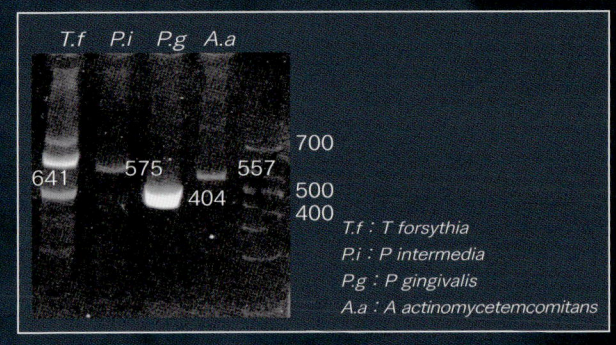

図1　唾液からのPCR法による歯周病原性細菌の検出．

T.f : T forsythia
P.i : P intermedia
P.g : P gingivalis
A.a : A actinomycetemcomitans

1．唾液検査の意義

唾液は口腔機能の維持にとって不可欠な液体であり，そのなかには，口腔内の状態を反映する多くの成分が含まれる．そして，これを検索することで口腔内の情報収集が可能と考えられてきた．現在，唾液は，全身の検査として，血漿尿素窒素の推定，薬剤の血中濃度のモニタリング，血糖値のモニタリング，アルツハイマー病のスクリーニング，ストレスマーカーの検索など，また口腔内ではう蝕リスクの判定(唾液分泌量，緩衝能，細菌検査)，口腔乾燥症の診断(分泌量)，そして歯周病検査への応用が行われている．

*T.f*菌，*P.i*菌，*P.g*菌，*A.a*菌の4種類の歯周病原性細菌を唾液から検出することがPCR法で可能で(図1)，歯周治療にともなう細菌数や生化学成分の減少が確認された．これらの細菌数・生化学成分が歯周組織の状態に応じて変化することは，歯周病診断や再評価時の唾液検査の有用性を示している．また，唾液中の上皮細胞などのDNAを抽出後に歯周病感受性遺伝子を検索して，歯周病の先天性の危険因子(リスクファクター)の存在を探知できる．

表1　唾液成分内の歯周病マーカー．

・遊離ヘモグロビン(f-Hb)	→潜血と関連?
・乳酸脱水素酵素(LDH)	→細胞が傷害されると逸脱
・AST(GOT)	→細胞が傷害されると逸脱
・ALT(GPT)	→細胞が傷害されると逸脱
・アルカリホスファターゼ(ALP)	→炎症や骨疾患で上昇
・歯肉上皮細胞のDNA	→疾患感受性遺伝子の情報

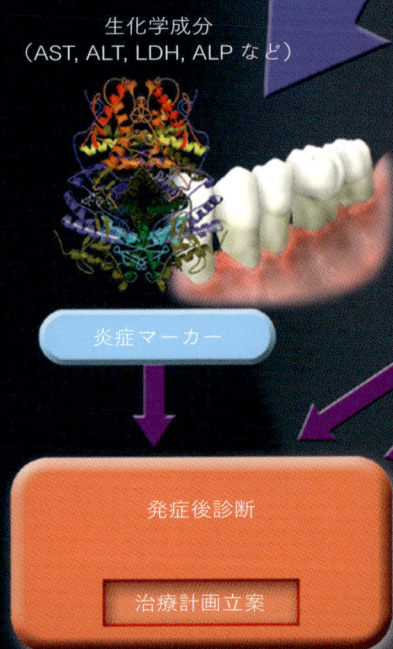

生化学成分
(AST, ALT, LDH, ALPなど)

炎症マーカー

発症後診断

治療計画立案

図2　唾液検査は歯周病のスクリーニングや診断に応用可能である．

唾液からの歯周病診断 | 3

表2 健常者と軽度歯周炎*を区別する生化学物質・細菌の基準値と感度・特異度.

生化学物質・細菌	基準値	感度	特異度
遊離ヘモグロビン(f-Hb)	0.5(U/L)	0.35	0.76
AST(GOT)	45.5	0.51	0.51
ALT(GPT)	18.5	0.53	0.53
LDH	352	0.59	0.59
ALP	8.5	0.50	0.57
P.g	945 (copy/tube)	0.53	0.53
T.f	135000	0.40	0.44
A.a	32.5	0.60	0.60
P.i	22500	0.51	0.51

n =978
*軽度歯周炎は6mm以上の歯周ポケットが1か所もない歯周病患者.
参考：probingによる炎症評価の場合(Haffajee, 1983)は，感度0.03〜0.32，特異度0.74〜0.97.

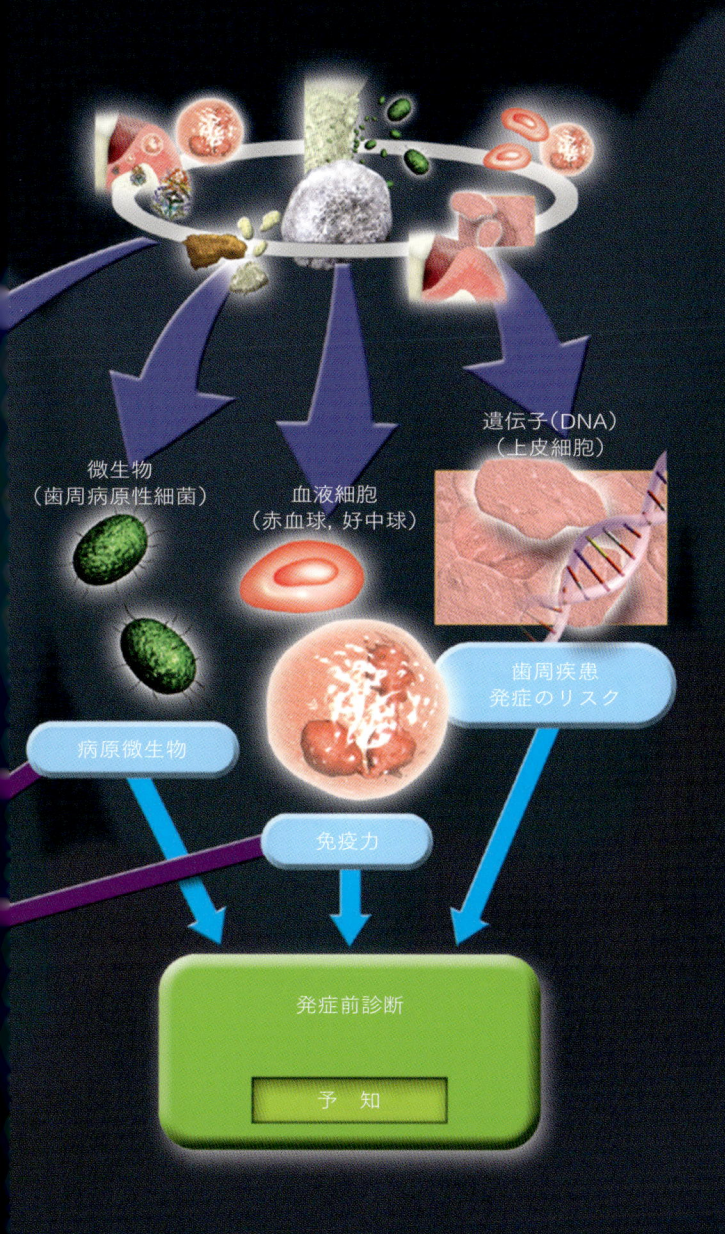

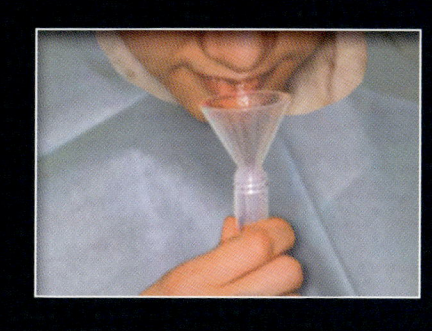

図3 採取法は，5分間パラフィンを咬んで，滅菌スピッツ管に唾液を吐き出し，その5mLを分注し，冷蔵保存する．その後検査会社へ．

2．唾液成分からの歯周病診断の原理

8020の達成には，歯周病の早期発見，早期治療，継続管理を効率的に行うことが不可欠であり，それに必要な情報収集を唾液から行う研究が，6年間にわたる厚生労働科学研究(鴨井班，花田班)により行われた．

その結果，唾液中の成分のうち，f-Hb，LDH，ALP，AST，ALTの5つの成分の量と歯周病の臨床症状との統計的有意な関連が得られた(表1)．

また，歯周組織の健康状態を探る際に有用な唾液成分の基準値がそれぞれ決定された(表2)．

3．唾液検査の応用

唾液検査は，歯周病の診断・治療効果のモニタリングに有用であり，歯周病発症や再発の危険性を予見できることから，戦略的な定期管理プログラム構築にも応用可能である(図2)．また企業検診などの集団検診の場で，多人数のなかから歯周病罹患の可能性をもつ人の抽出(スクリーニング)を行う場合にも，唾液検査は威力を発揮する．

さらに，唾液検査は被験者に与える侵襲が少ないため，容易に，そして自分自身で採取可能であることが最大の利点である．

参考文献

1. Nomura Y, Shimada Y, Hanada N, et al. Salivary biomarkers for predicting the progression of chronic periodontitis. Arch Oral Biol 2012；57(4)：413-420. 2011 Oct 24.［Epub ahead of print］
2. 鴨井久一, 花田信弘・監修. 歯科医師・歯科衛生士のための唾液検査ハンドブック. 東京：ヒョーロン・パブリッシャーズ, 2008.
3. 鴨井久一, 佐藤勉, 花田信弘, 野村義明, 伊藤公一, 桐村和子, 沼部幸博, 吉江弘正. 唾液検査の目的と有効性. 鴨井久一, 花田信弘, 佐藤勉, 野村義明・編. Preventive Periodontology. 東京：医歯薬出版, 2007：p37-59.
4. 花田信弘. 歯周病の治療経過及び再発予測に関する研究. 厚生科学研究費補助金　医療技術評価総合研究事業, 効果的な歯周病のリスク判定法および予防体系の開発, 平成15〜17年度　総括・分担研究報告書, 総合研究報告書. 2006.
5. Numabe Y, Hisano A, Kamoi K, Yoshie H, Ito K, Kurihara H. Analysis of saliva for periodontal diagnosis and monitoring. Dentistry in Japan 2004；40：115-119.
6. 沼部幸博, 鴨井久一, 吉江弘正, 伊藤公一, 栗原英見. 歯周治療後の経過観察への唾液検査の応用. 日本歯科評論 2003；63(8)：75-80.
7. 鴨井久一. 中度・重度歯周病の治療技術研究. 厚生科学研究費補助金　医療技術評価総合研究事業. 歯周病の予防, 治療技術の評価に関する研究：平成12〜14年度　総合研究報告書. 2003.

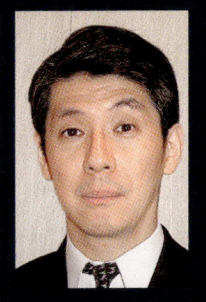

沼部幸博

日本歯科大学生命歯学部歯周病学講座　教授

4 four | 骨髄間葉系幹細胞を利用した歯周組織再生

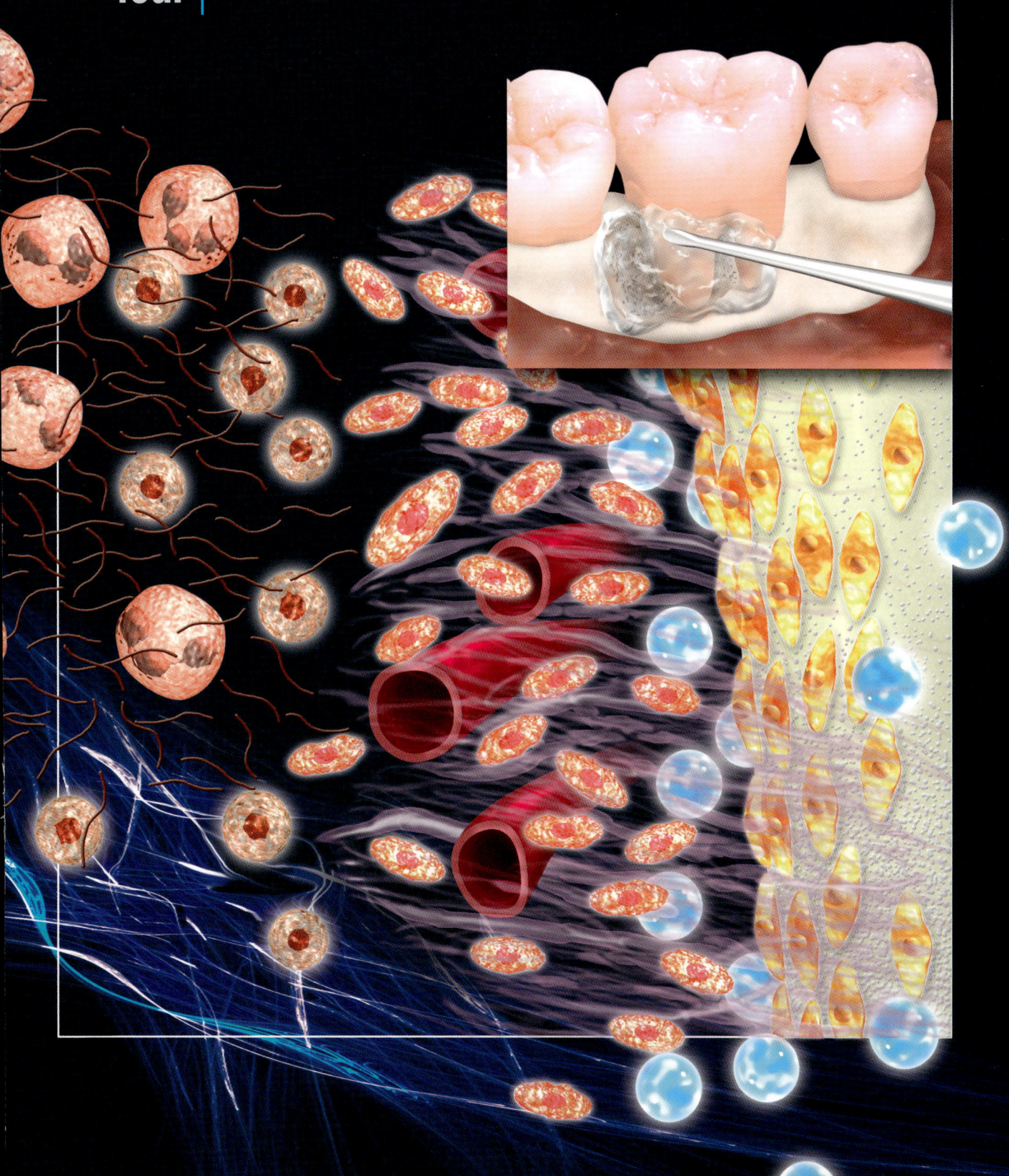

The Illustrated Bioscience

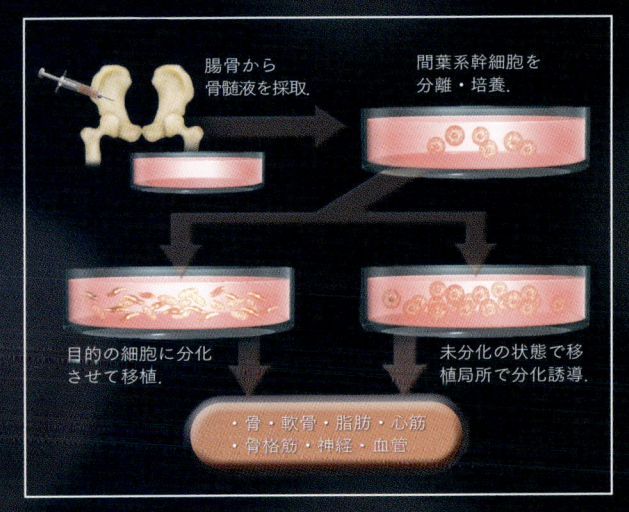

図1 MSCは，骨，軟骨，脂肪，骨格筋，神経，血管などに分化させることができる．

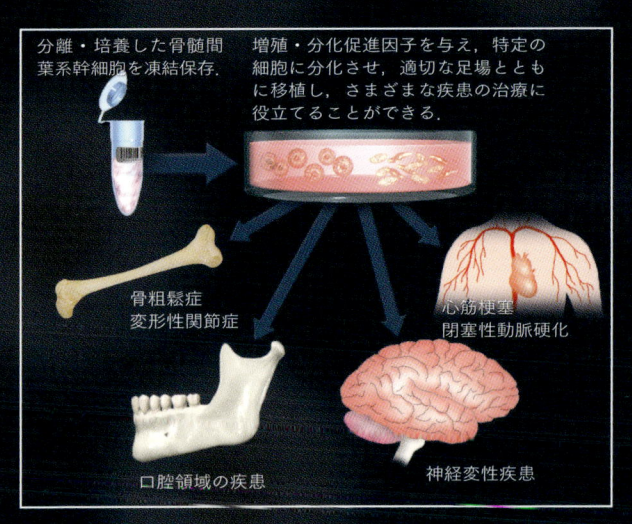

図2 MSCを凍結して利用することができれば，将来その人に起こり得るいろいろな全身疾患の治療に使うことができる．

　自己の「骨髄間葉系幹細胞」を歯周組織欠損部に移植すると，根面付近の移植幹細胞は早期にセメント芽細胞に分化して，コラーゲン線維を埋入したセメント質を再生する．さまざまな細胞に分化できる骨髄間葉系幹細胞は，歯周組織再生にもっとも適した細胞と考えられる．

1．骨髄間葉系幹細胞と再生医療

　骨髄中の間葉系幹細胞(骨髄間葉系幹細胞)は，骨・軟骨・骨格筋・心筋・靱帯といった中胚葉由来の組織だけでなく，神経細胞(外胚葉由来)や肝細胞(内胚葉由来)へも分化する可能性が報告されており，「第二の万能細胞」とよばれている．患者自身の骨髄間葉系幹細胞を分離・培養し，患者の組織・臓器を再生させることができれば，拒絶反応の心配もなく，また倫理的障壁も回避できる．したがって，骨髄間葉系幹細胞は，再生医療の細胞の供給源として非常に注目されている(図1)．さらに分離・培養した間葉系幹細胞を凍結保存し，将来利用できるシステムを確立すれば，間葉系幹細胞利用可能な他の全身疾患の治療にも役立てることができる(図2)．

　歯周炎治療の対象となる歯周組織は，セメント質，歯周靱帯(歯根膜)，歯槽骨といった複数の異なる組織で構成されていることから，さまざまな細胞に分化できる骨髄間葉系幹細胞は，歯周組織再生にもっとも適した細胞と考えられる．

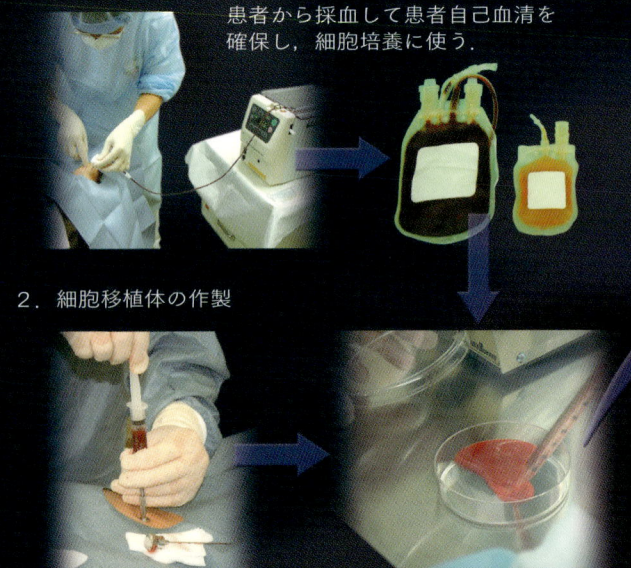

1．自己血清の作製
　患者から採血して患者自己血清を確保し，細胞培養に使う．

2．細胞移植体の作製
　2.1 骨髄液を採取する．　2.2 患者自己血清を含む培地で，骨髄間葉系幹細胞を培養する．

図3 骨髄由来MSCを用いた歯周組織再生療法の手順．

2．歯周組織再生への応用

　動物実験では，骨髄間葉系幹細胞を移植すると，移植した幹細胞がそれぞれの組織を構成する細胞に分化し，歯周組織が再構築されていた[1,2]．とくに歯根面では，移植した幹細胞が早期にセメント芽細胞に分化し，コラーゲン線維を埋入したセメント質がつくられることがわかった．

　図3のように，骨髄液を腸骨から採取し，ヒト専用の細胞培養室に搬送する．骨髄液採取前に採血して確保した患者自己血清を含む培地を使って，骨髄液から採取した間葉系幹細胞の分離・培養を行う．約3週間後，未分化な状態を維持した間葉系幹細胞を医療用アテロコラーゲンゲルに混和し，細胞移植手術を行っている．

3．今後の展望

　現在の臨床研究は，歯周炎治療に骨髄間葉系幹細胞を用いるという新たな再生療法の実用化をめざす第一歩である．より広範な歯周組織欠損に対応できるように，適切な幹細胞の足場の開発，移植術式の改良，幹細胞採取可能部位の複数化，などについても検討している．

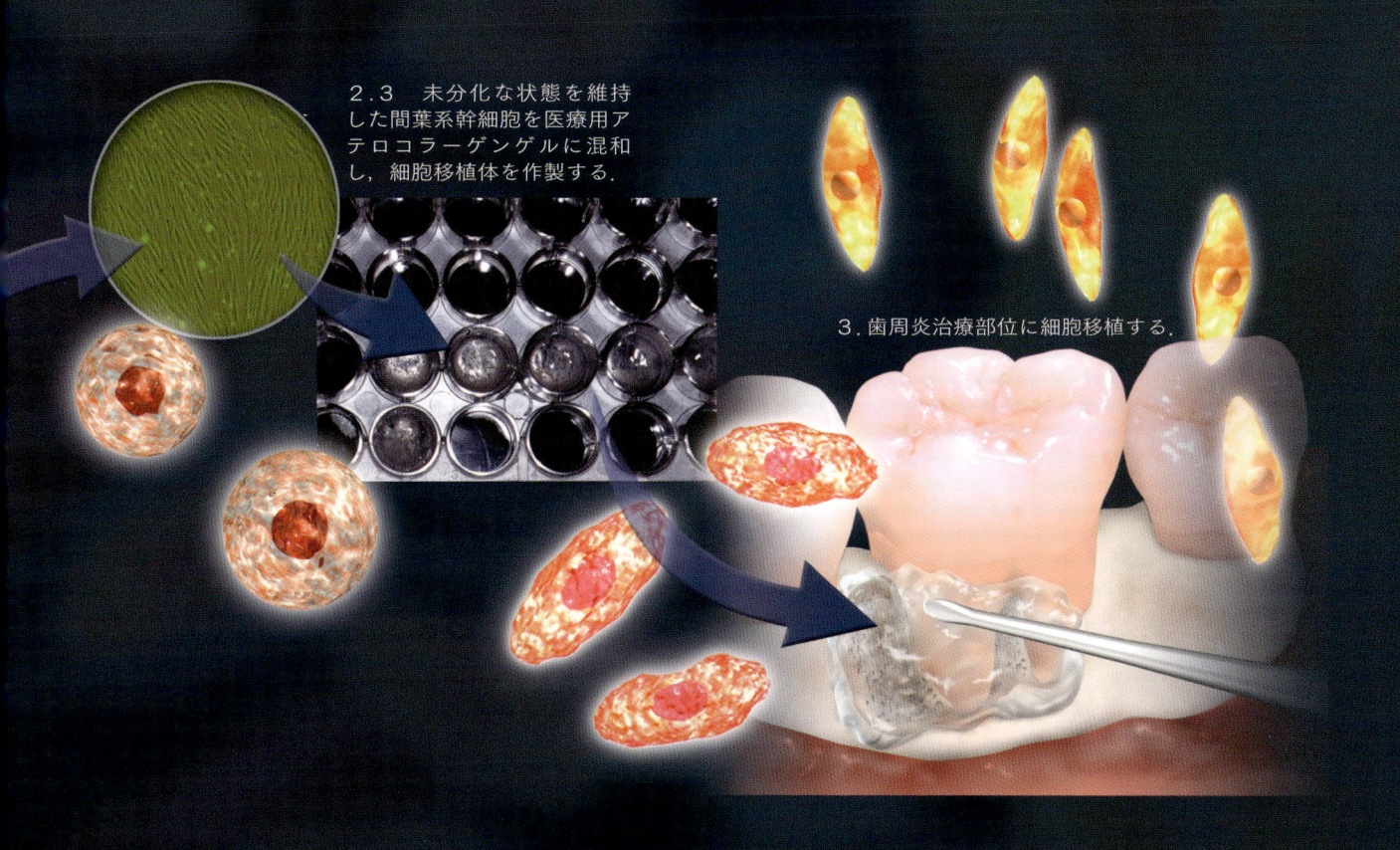

2.3　未分化な状態を維持した間葉系幹細胞を医療用アテロコラーゲンゲルに混和し，細胞移植体を作製する．

3．歯周炎治療部位に細胞移植する．

The Illustrated Bioscience

参考文献

1. Kawaguchi H, Hirachi A, Hasegawa N, et al. Enhancement of periodontal tissue regeneration by transplantation of bone marrow mesenchymal stem cells. J Periodontol 2004；75(9)：1281-1287.

2. Hasegawa N, Kawaguchi H, Hirachi A, et al. Behavior of transplanted bone marrow derived mesenchymal stem cells in periodontal defects. J Periodontol 2006；77(6)：1003-1007.

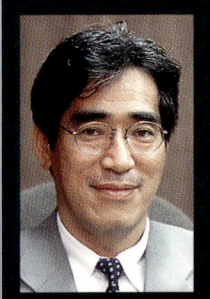

栗原英見
広島大学大学院医歯薬保健学研究院
応用生命科学部門歯周病態学研究室　教授

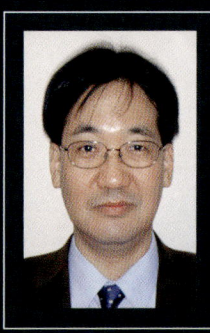

河口浩之
医療法人社団　日本鋼管福山病院歯科　科長

5 five | サイトカイン FGF-2 による歯周組織再生

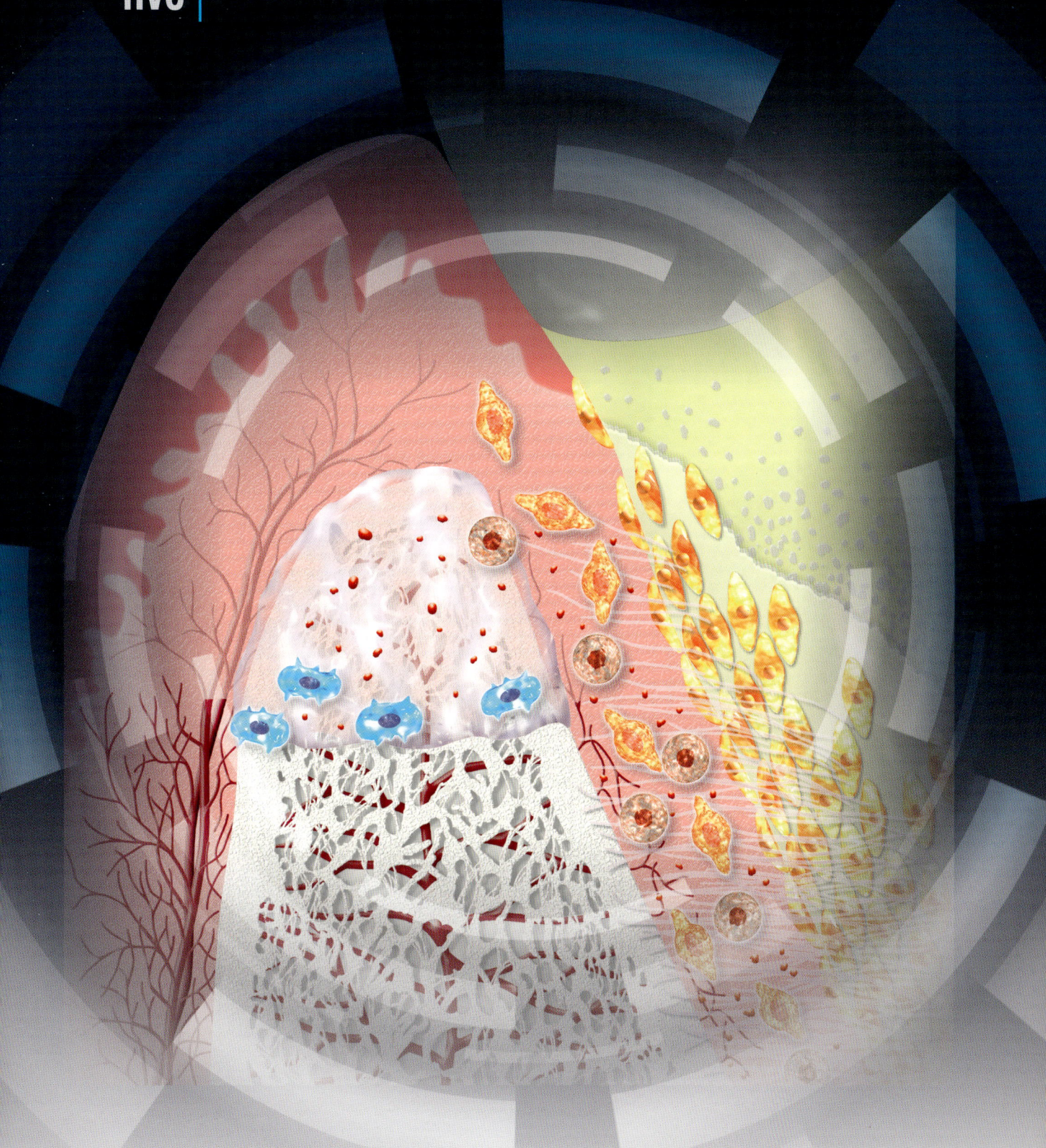

The Illustrated Bioscience

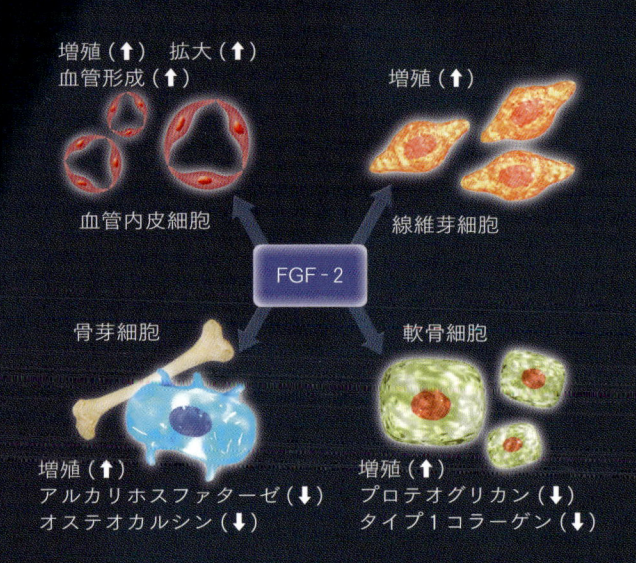

図1 血管内皮細胞，線維芽細胞，骨芽細胞，軟骨細胞に対するFGF-2の作用．

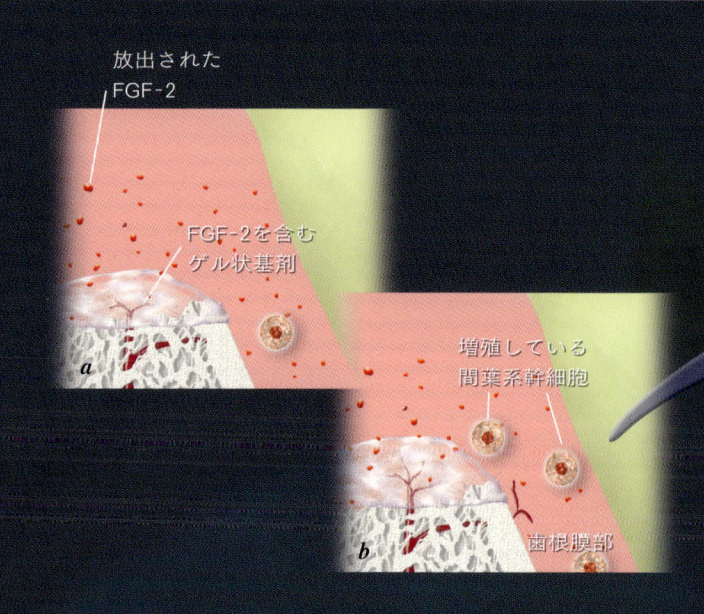

図2a, b 創傷治癒初期に歯周組織欠損部でFGF-2は，歯周組織間葉系幹細胞の増殖反応を促進する．

歯周組織を再生するには，①歯周組織欠損部に歯根膜由来の「歯周組織幹細胞」が誘導されること，②このような細胞が骨芽細胞・セメント芽細胞・歯根膜線維芽細胞として部位特異的な分化を遂げること，③コラーゲン線維束が，新生された骨組織・セメント質に埋入され，いわゆる新付着が再生されること，が必要となる．このような過程をサイトカイン「塩基性線維芽細胞増殖因子 (basic fibroblast growth factor：FGF-2)」の局所投与により活性化することで，歯周組織再生を誘導する．

1．歯周組織再生とサイトカイン

歯根膜組織中には，骨芽細胞やセメント芽細胞へ分化し得る「歯周組織幹細胞」が成人になっても存在している．そして，このような細胞のポテンシャルを十分に引き出すことにより，歯周組織の再生を誘導することが生物学的に可能となる．近年，サイトカイン（細胞間でシグナルを伝達するタンパク）を歯周外科時に局所投与することにより，歯周組織幹細胞を活性化させ，歯周組織再生を積極的に促進しようとする試みが始められている．

2．FGF-2による歯周組織再生

塩基性線維芽細胞増殖因子(FGF-2)は，多種類の細胞の増殖を促進するのみならず，強力な血管新生促進作用をもつサイトカインである（図1）．現在までに，ビーグル犬やカニクイザルの実験的歯槽骨欠損部にFGF-2を局所投与することにより，統計学的に有意な歯周組織再生が誘導されることが確認されている[1～4]．また，全国多施設が参加して第Ⅱ相臨床治験（プラセボを含む用量反応同時対照による二重盲検試験）が展開され，ヒトの2壁性および3壁性歯槽骨欠損に対し，FGF-2の局所投与がエックス線写真上で統計学的に有意な歯槽骨新生を誘導し得ることも確認された[5～7]．また，FGF-2を用いた歯周組織再生療法臨床治験の施行後約8年間の観察で，0.3％FGF-2投与がフラップ手術単独と比較して再治療などのイベント発生までの期間を延長させることが示された[8]．

3．FGF-2による歯周組織再生誘導のメカニズム

FGF-2は，歯根膜部の間葉系幹細胞を未分化な状態に保ちつつ増殖を促進することにより，歯周組織再生の初期過程を活性化するとともに，血管新生促進・細胞外基質産生の制御を通じて歯周組織再生にふさわしい局所環境を整備しているものと考えられる[9～12]．その結果，歯槽骨・セメント質の新生を含む歯周組織の再生が量的・

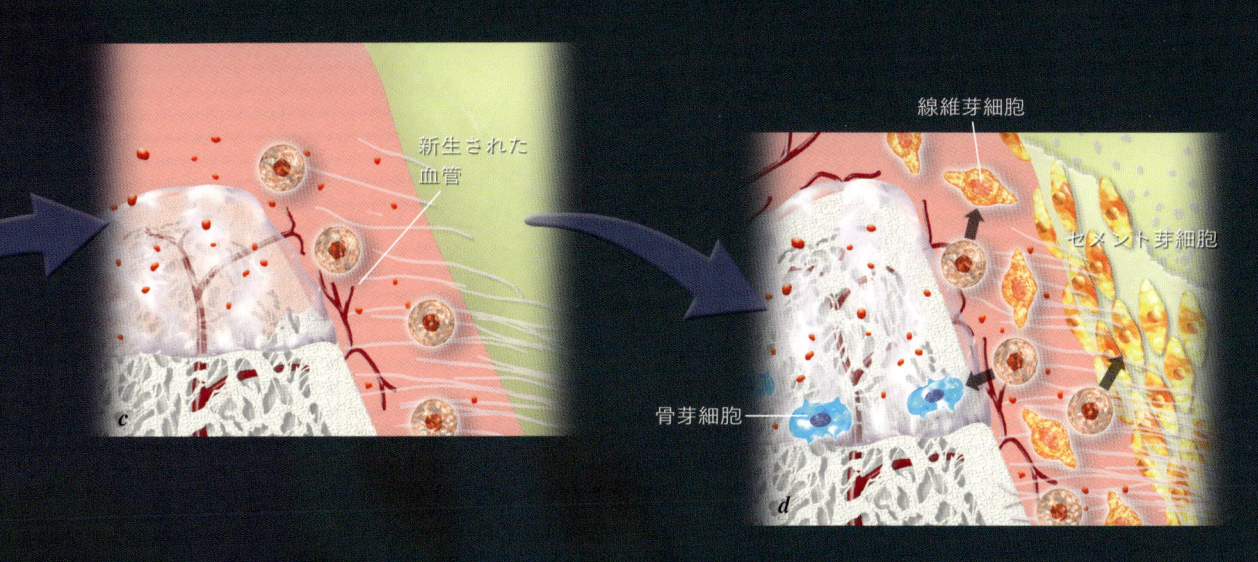

図2c　FGF-2はラミニン，オステオポンチン，ヒアルロン酸などの細胞外基質の産生を制御し，さらに血管新生を促進して，歯周組織欠損部に再生にふさわしい局所環境を整備する．

図2d　創傷治癒後期には，FGF-2投与部位で間葉系幹細胞の増殖・種々の細胞への分化が継続され，歯周組織再生が促進される．

時間的に促進されることになる(図2)．

4．FGF-2療法の将来展望

　将来的には，歯周組織再生を期待する空間の保持(スペースメイキング)能力，骨伝導性，適度な賦形性を有する新規のFGF-2基剤の開発が期待される(図3)．このようなintelligent carrierを擁したFGF-2を応用した歯周組織再生療法が確立されれば，その適応症はさらに拡大されるものと期待される[2]．

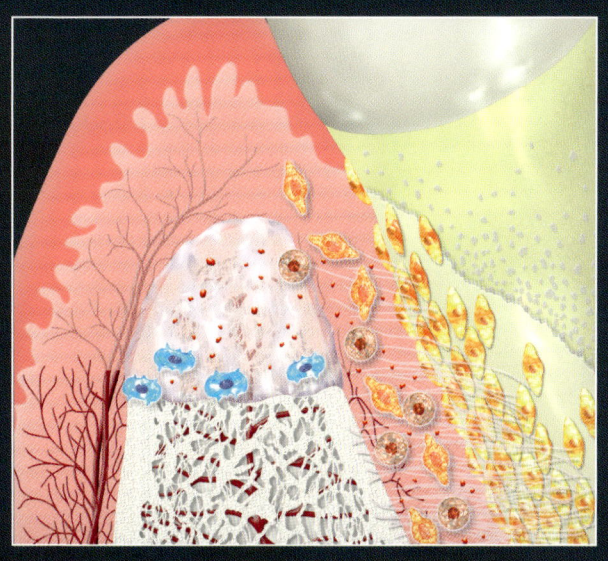

図3　①スペースメイキング能力と適度の賦形性，②細胞などの遊走・増殖・分化のための足場(scaffold)，③骨伝導能，④DDSとしても利用可能，以上の機能をもつintelligent scaffoldとして利用できるFGF-2基剤の開発が期待されている．

参考文献

1. Kao RT, Murakami S, Beirne OR. The use of biologic mediators and tissue engineering in dentistry. Periodontol 2000 2009；50：127-153.
2. Murakami S. Periodontal tissue regeneration signalling by molecule(s): What role does fibroblast growth factor (FGF-2) have in periodontal therapy? Periodontol 2000 2011；56：188-208.
3. Takayama S, Murakami S, Shimabukuro Y, Kitamura M, Okada H. Periodontal regeneration by FGF-2 (bFGF) in primate models. J Dent Res 2001；80(12)：2075-2079.
4. Murakami S, Takayama S, Kitamura M, et al. Recombinant human basic fibroblast growth factor (bFGF) stimulates periodontal regeneration in class II furcation defects created in beagle dogs. J Periodontal Res 2003；38(1)：97-103.
5. Kitamura M, Nakashima K, Kowashi Y, et al. Periodontal tissue regeneration using fibroblast growth factor-2：Randomized controlled phase II clinical trial. PLoS One 2008；3(7)：e2611.
6. Kitamura M, Akamatsu M, Machigashira M, et al. FGF-2 stimulates periodontal regeneration：Results of a multi-center randomized trial. J Dent Res 2011；90(1)：35-40.
7. Murakami S, Yamada S, Nozaki T, Kitamura M. Fibroblast growth factor-2 stimulates periodontal tissue regeneration. Clin Adv Periodontics 2011；1：95-99.
8. 村上伸也，中島啓介，小鷲悠典，藤井健男，島内英俊，笹野高嗣，福田光男，野口俊英，渋谷俊昭，岩山幸雄，高柴正悟，栗原英見，木戸淳一，永田俊彦，濱地貴文，前田勝正，原宜興，和泉雄一，廣藤卓雄，北村正博．KCB-1D(FGF-2)歯周組織再生試験(第II相)その1：有効性の評価．日歯周誌 2004；(46)秋季特別号：89.
9. Takayama S, Murakami S, Miki Y, et al. Effects of basic fibroblast growth factor on human periodontal ligament cells. J Periodontal Res 1997；32(8)：667-675.
10. Shimabukuro Y, Ichikawa T, Takayama S, et al. Fibroblast growth factor-2 regulates the synthesis of hyaluronan by human periodontal ligament cells. J Cell Physiol 2005；203(3)：557-563.
11. Shimabukuro Y, Ichikawa T, Terashima Y, et al. Basic fibroblast growth factor regulates expression of heparan sulfate in human periodontal ligament cells. Matrix Biol 2008；27(3)：232-241.
12. Terashima Y, Shimabukuro Y, Terashima H. Fibroblast growth factor-2 regulates expression of osteopontin in periodontal ligament cells. J Cell Physiol 2008；216(3)：640-650.

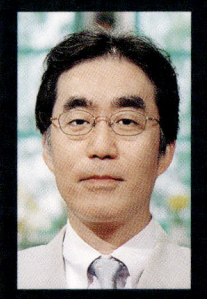

村上伸也

大阪大学大学院歯学研究科
口腔分子免疫制御学講座歯周病分子病態学
歯周病診断制御学　教授

6 six | 歯周疾患が及ぼす冠動脈性心疾患のリスク

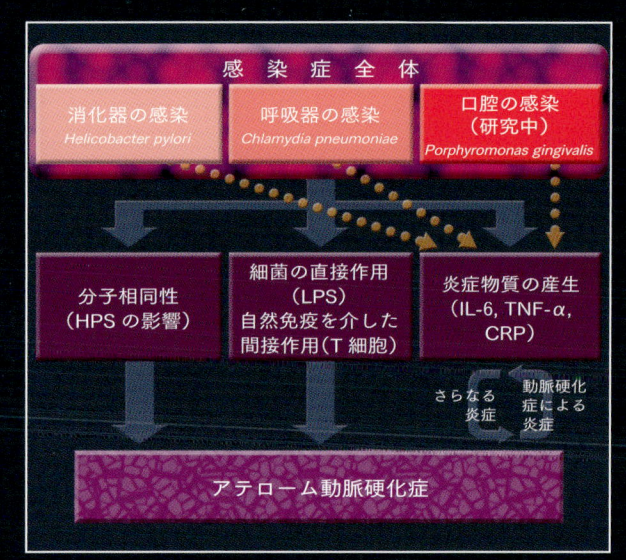

図1 慢性感染症の及ぼすアテローム動脈硬化症への影響. 体のさまざまな部位における慢性感染症は細菌の直接作用, 炎症性サイトカインを介した作用, 分子相同性を介した作用により動脈組織の炎症反応を促進させる. それぞれの感染症の影響は個人により異なると考えられ, ある個人では歯周炎の影響が大きい一方, 別の個人ではそれほど大きくないことが示唆される[4]. また, 感染症が合併した場合は単独の感染症よりも影響は大きいと考えられる.

表1 冠動脈性心疾患と関連する *P. gingivalis* の病原因子とその作用.

病原因子	標的細胞	作用
リポポリサッカライド	内皮細胞	接着分子↑, ケモカイン↑
	マクロファージ	接着分子↑, ケモカイン↑, 炎症性サイトカイン↑ MMP9↑
	マクロファージ+LDLコレステロール	泡沫細胞形成↑
	肝細胞	CRP↑ （単球によるIL-6産生を介して）
線毛	内皮細胞	接着分子↑, ケモカイン↑, 炎症性サイトカイン↑
	マクロファージ	接着分子↑, ケモカイン↑, 炎症性サイトカイン↑
	マクロファージ	泡沫細胞形成↑
	血小板	凝集
GroEL（熱ショックタンパク60）	内皮細胞	接着分子↑
	T細胞, B細胞	細胞傷害, 抗体産生誘導
ジンジパイン	内皮細胞	サイトカインの分解, 付着能阻害
	血小板	凝集
	赤血球	凝集

歯周病原菌体・菌体成分・炎症性サイトカインは, 歯周病の病巣から作用し, 心臓の冠動脈の血行性に傷害を与え, 冠動脈内皮細胞のLDLコレステロール（動脈硬化を促進）の透過性を亢進してその取り込みを促進すると同時に, 接着分子の発現を亢進する. また, *Porphyromonas gingivalis* 由来のgingipain（タンパク分解酵素）は凝固系を促進し, 血栓形成に関与する.

一方で炎症性サイトカインは, 肝細胞におけるC反応性タンパク（CRP：炎症マーカー）の合成を誘導する. LPS（リポポリサッカライド：歯周病菌が出す毒素）と炎症性サイトカインは, 全身のHDLコレステロール（動脈硬化を防止）の低下にかかわっている.

1．アテローム動脈硬化症の病理

他の感染症と同様, 歯周疾患が冠動脈性心疾患のリスク因子になり得るのではないかと注目されるようになって久しい[1,2]. 歯周病との関連が注目されている冠動脈性心疾患の原疾患は, アテローム動脈硬化症である. 冠動脈性心疾患のリスク因子としてよく知られる高コレステロール血症・高血圧症・糖尿病・喫煙とともに, 慢性感染症や炎症が, アテローム動脈硬化症の発症・進展に重要な役割を果たすことが明らかになってきた[3]. アテローム動脈硬化症の病態は, およそ以下のようにして進行すると考えられている.

①血管内皮細胞が傷害をうけ（古典的リスク因子によると考えられる）, それに続いてLDLコレステロールの血管透過性が亢進され, 平滑筋細胞が遊走・増殖する.

②血管内皮細胞の活性化, 単球・細胞傷害性T細胞の接着・遊走, それらが続いて動脈壁内で分化・活性化する.

③マクロファージ・平滑筋細胞が変性リポタンパク（酸化LDLコレステロール）を取り込み, 泡沫化（細胞内にコレステロールエステルなどの脂質が蓄積した状態）する.

④泡沫細胞が死滅と脂質の放出を繰り返し, 粥腫（アテローム）を形成する.

④に内皮が剥離するような傷害が加わると, 血管動作性物質が放出され, 外因系凝固反応が引き起こされて血栓の形成に至る. 粥腫を覆う線維性皮膜が厚い場合は, 粥腫が破綻する危険性は低い. だが線維性皮膜が薄い場合は, ヘルパーT細胞が産生するサイトカインであるイ

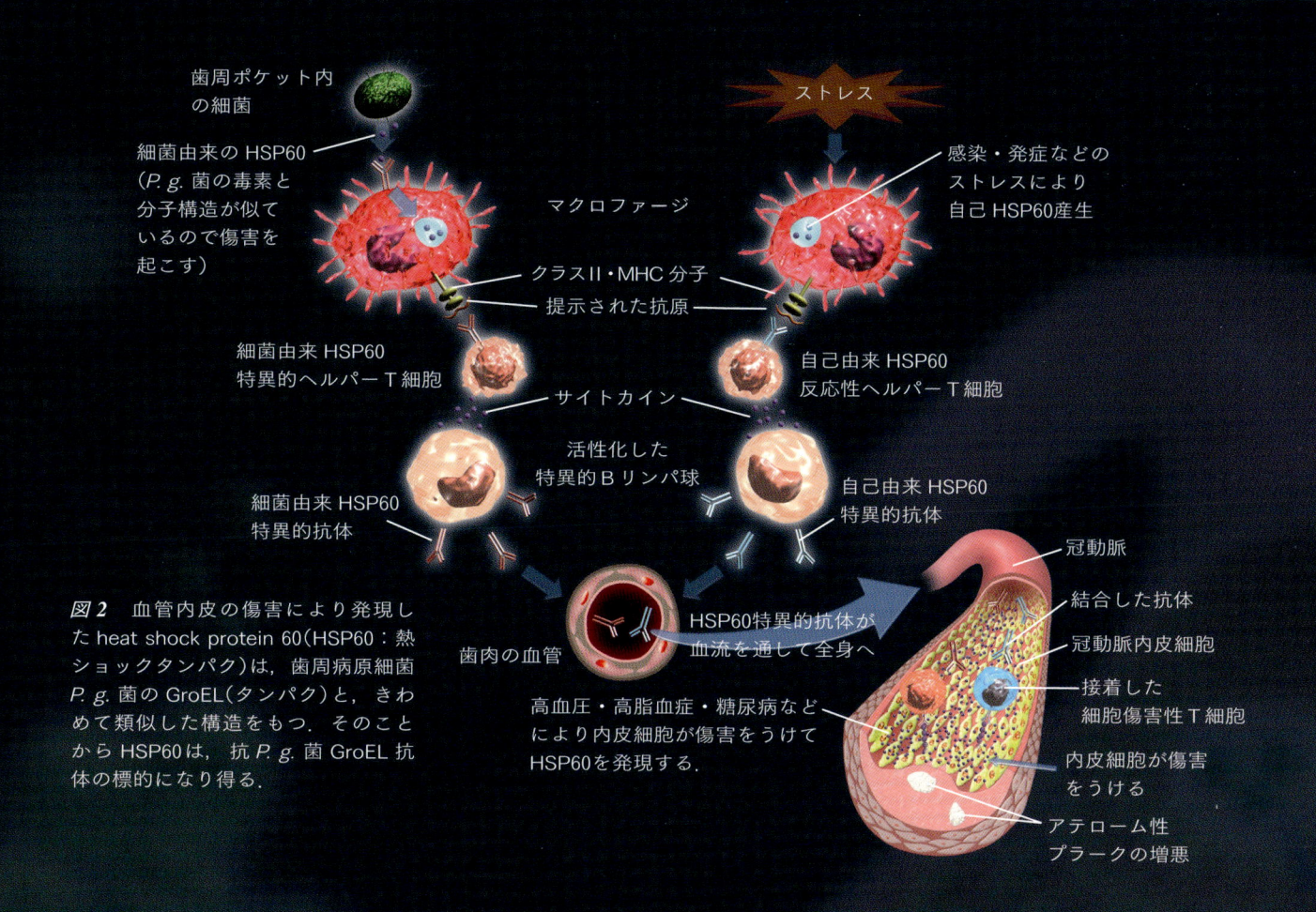

図2 血管内皮の傷害により発現した heat shock protein 60（HSP60：熱ショックタンパク）は，歯周病原細菌 *P. g.* 菌の GroEL（タンパク）と，きわめて類似した構造をもつ．そのことから HSP60 は，抗 *P. g.* 菌 GroEL 抗体の標的になり得る．

ンターフェロン-γにより活性化したマクロファージが放出するコラゲナーゼなどのマトリックスメタロプロテアーゼ（分解酵素）により，粥腫が容易に破綻して，急性冠動脈症候群（不安定狭心症・急性心筋梗塞など）を引き起こす．

2．慢性炎症性歯周疾患の心疾患への影響

歯周病局所では細菌がバイオフィルムを形成し，慢性的に組織を傷害する．炎症性サイトカインの産生が亢進し，上皮の正常な連続性は破壊され，細菌の生体内への侵入が起こる．さらに菌体-宿主間できわめて相同性の高いタンパクを含む種々の菌体成分に対する血清抗体の上昇も見られる．これらの変化はとりもなおさず感染症と動脈硬化症を結びつけるメカニズムに関する仮説（図1）に適合する．すなわち，(1)病原細菌あるいは細菌産生物が血管内皮細胞や平滑筋細胞などの血管構成細胞を傷害する，(2)病変局所で産生された，あるいは感染により全身的に上昇した炎症性サイトカイン・メディエーターが血管に炎症性変化を誘導する，(3)病原細菌に対する免疫応答が分子相同性により血管傷害を誘発する（図2），などである[3]．

歯周病の関与については不明な点も多いが，歯周病原細菌，とりわけ *P. gingivalis* の持つ病原因子の作用について**表1**のようなメカニズムが考えられている[5]．

本邦における *P. gingivalis* 抗体価と動脈硬化性疾患の発症を調べた調査[6]を含む疫学研究，実験動物における歯周病原細菌感染実験，内皮細胞を使った *in vitro* 実験の結果は，歯周病という病態の冠動脈性心疾患への関与を強く示唆する．また慢性感染・炎症は脂質代謝にも影響を与えることも明らかになってきた．われわれは歯周病患者において抗動脈硬化作用をもつ HDL コレステロールのレベルが健常者と比較して有意に低いことを示した[7]が，マウスを用いた実験により，*P. gingivalis* の口腔感染が HDL コレステロールを低下させるメカニズムの一端を明らかにした[8]．歯周病がどのように関与するのかを科学的に解明し，介入試験で歯科治療の効果を明らかにすることで国民の QOL 向上へのさらなる歯科医療の貢献が約束される．

参考文献

1. Humphrey LL, Fu R, Buckley DI, Freeman M, Helfand M. Periodontal disease and coronary heart disease incidence: A systematic review and meta-analysis. J Gen Intern Med 2008; 23(12): 2079-2086.
2. Ross R. Atherosclerosis — An inflammatory disease. N Engl J Med 1999; 340(2): 115-126.
3. Epstein SE, Zhou YF, Zhu J. Infection and atherosclerosis: Emerging mechanistic paradigms. Circulation 1999; 100(4): e20-e28.
4. Nakajima T, Honda T, Domon H, et al. Periodontitis-associated up-regulation of systemic inflammatory mediator level may increase the risk of coronary heart disease. J Periodontal Res 2010; 45(1): 116-122.
5. Seymour GJ, Ford PJ, Cullinan MP, Leishman S, Yamazaki K. Relationship between periodontal infections and systemic disease. Clin Microbiol Infect 2007; 13(Suppl 4): 3-10.
6. Tabeta K, Tanabe N, Yonezawa D, Miyashita H, Maekawa T, Takahashi N, Okui T, Nakajima T, Yamazaki K. Elevated Antibody Titers to Porphyromonas gingivalis as a Possible Predictor of Ischemic Vascular Disease. J Atheroscler Thromb 2011; 18(9): 808-817.
7. Yamazaki K, Honda T, Domon H, et al. Relationship of periodontal infection to serum antibody levels to periodontopathic bacteria and inflammatory markers in periodontitis patients with coronary heart disease. Clin Exp Immunol 2007; 149(3): 445-452.
8. Maekawa T, Takahashi N, Tabeta K, Aoki Y, Miyashita H, Miyauchi S, Miyazawa H, Nakajima T, Yamazaki K. Chronic oral infection with Porphyromonas gingivalis accelerates atheroma formation by shifting the lipid profile. PLoS ONE 2011; 6(5): e20240.

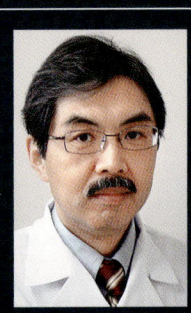

山崎和久

新潟大学大学院医歯学総合研究科
口腔保健学分野　教授

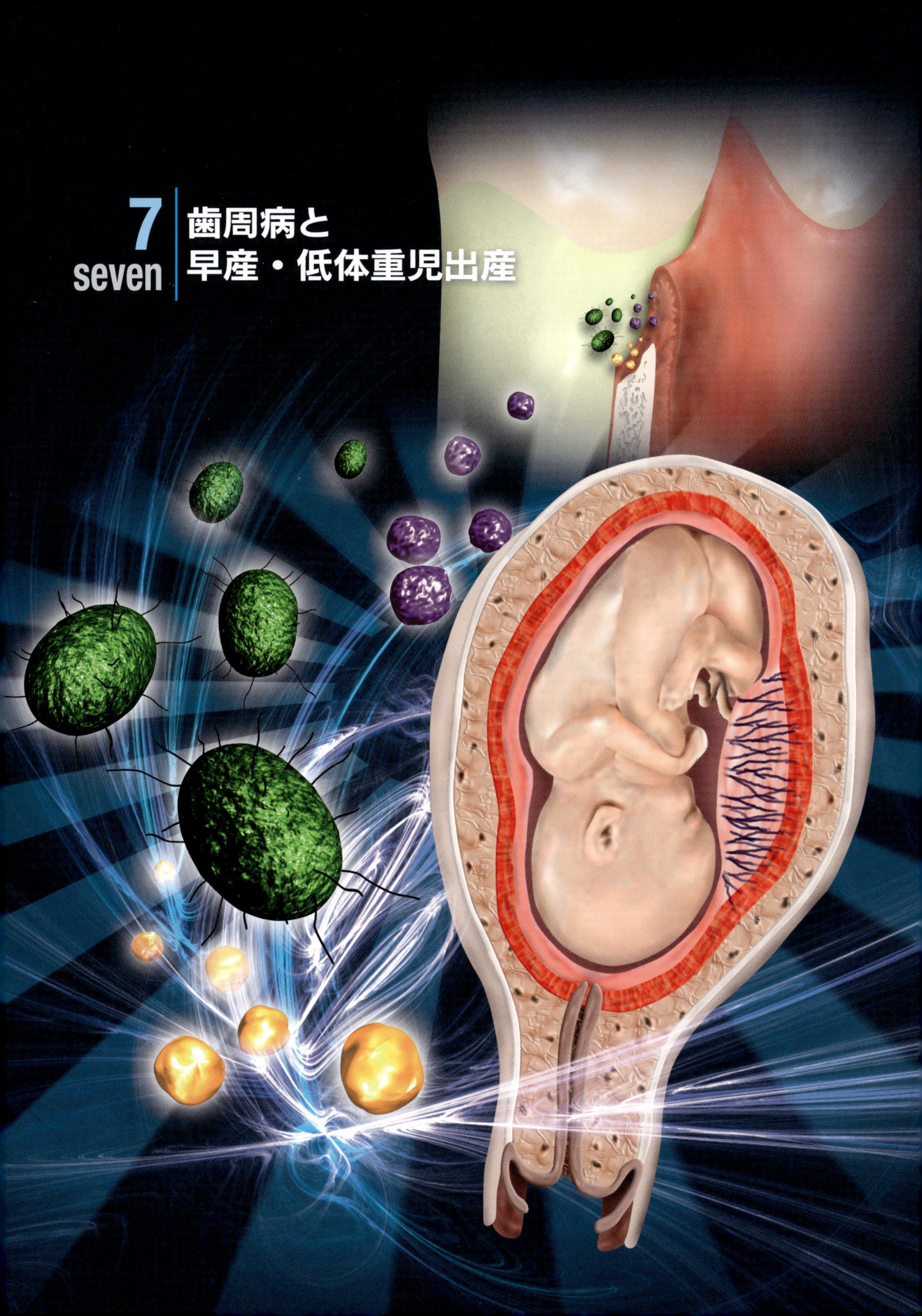

7 seven | 歯周病と早産・低体重児出産

図1 a：通常妊娠・正期産妊婦．b：切迫早産・正期産妊婦．c：切迫早産・早産妊婦．

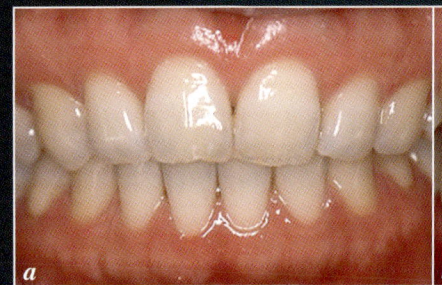

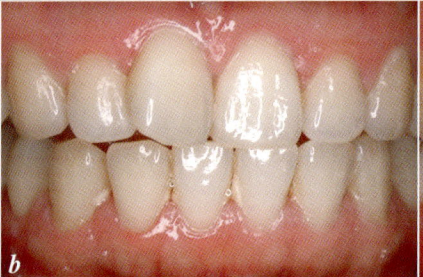

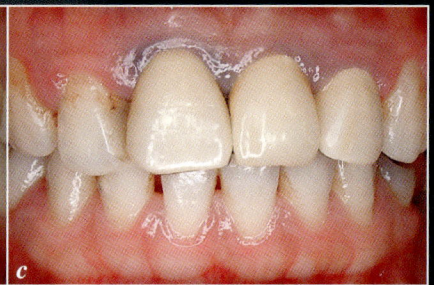

通常の分娩では，妊娠末期のホルモンバランスの変化などにより，プロスタグランジンやサイトカインが産生され，それらが直接，あるいは間接的に頸管熟化や子宮収縮を引き起こし，分娩に至るといわれている．

歯周病で産生されるサイトカインやプロスタグランジンは，分娩の引き金となる物質と共通であることから，出産に影響を及ぼしていることが予測される．つまり，妊婦で歯周病に罹患している場合，歯周局所で産生された物質が出産時期の前に血液を介して子宮や胎盤に影響を及ぼし，早産に至るというメカニズムである．一方で，歯周病原細菌やその内毒素が直接子宮や胎盤に感染する可能性もあるといわれており，そのことは早産だけでなく，低体重児出産にかかわる可能性が示唆されている．

表1 通常妊娠・正期産妊婦，切迫早産・正期産妊婦，切迫早産・早産妊婦の歯周状態の比較（参考文献2より引用）．

	通常妊娠・正期産妊婦	切迫早産・正期産妊婦	切迫早産・早産妊婦
年齢（歳）	29.4/(3.4)	29.2/(4.5)	31.2/(6.9)
CAL 3 mm 以上の割合（%）	9.5/(14.7)	21.4/(16.9)*	27.9/(23.8)†
BoP（%）	22.2/(17.5)	39.3/(25.5)*	46.3/(22.4)†
歯肉縁下プラーク中の T.f. の割合（%）	0.076/(0.165)	0.105/(0.21)	0.371/(0.804)†§
血中の IL-8 (pg/mL)	0.156/(0.153)	0.506/(0.530)	1.241/(2.160)†§
血中の IL-1β (pg/mL)	0.203/(0.341)	0.989/(2.000)	2.852/(5.507)†§

数値は平均値（標準偏差）．

* ：$P < 0.05$；ANOVA（切迫早産・正期産妊婦 vs 通常妊娠・正期産妊婦）
† ：$P < 0.05$；ANOVA（切迫早産・早産妊婦 vs 通常妊娠・正期産妊婦）
§ ：$P < 0.05$；ANOVA（切迫早産・早産妊婦 vs 切迫早産・正期産妊婦）

1．歯周病と早産・低体重児出産との関連性についての疫学的報告

このトピックについて，Offenbacher ら（1996）による報告[1]以降，さまざまな結果が報告されているが，関連性に関する結論には違いがある．日本において，筆者らは，切迫早産（出産時期の前に分娩の徴候がある状態）の妊婦は，通常妊娠の妊婦と比較して口腔内の健康状態が悪く，とくに早産妊婦は，正期産妊婦と比較して，歯周組織の健康状態の悪化，歯肉縁下プラーク中の歯周病細菌の割合および血中のサイトカインレベルの上昇が認められたことを報告した[2]（図1，表1）．さらに，最近，歯周治療により早産・低体重児出産の発現率が減少したとの報告[3]（図2），あるいは効果がなかったとの報告[4]があり，歯周病と早産・低体重児出産とのかかわりについては大きく注目されている．

2．歯周病と早産・低体重児出産のメカニズム（図3）

分娩のメカニズムに関しては，まだ明らかになっていない部分もあるが，現在，サイトカインが中心的な役割を果たすと考えられている．

通常の分娩では，妊娠末期のホルモンバランスの変化などにより，プロスタグランジンやサイトカインが産生され，それらが直接，あるいは間接的に子宮頸管熟化や子宮収縮を引き起こし，分娩に至るといわれている．

歯周病で産生されるサイトカインやプロスタグランジンが，分娩の引き金となる物質と共通であることから，歯周病は出産に影響を及ぼしていることが予測される．つまり，妊婦で歯周病に罹患している場合，歯周局所で産生された物質が出産時期の前に血液を介して子宮や胎盤に影響を及ぼすため，早産に至るというメカニズムである．一方で，歯周病原細菌やその内毒素が直接子宮や胎盤に感染する可能性もあるといわれており，そのことは早産だけでなく，低体重児出産にかかわる可能性が示唆されている．

歯周病と早産・低体重児出産

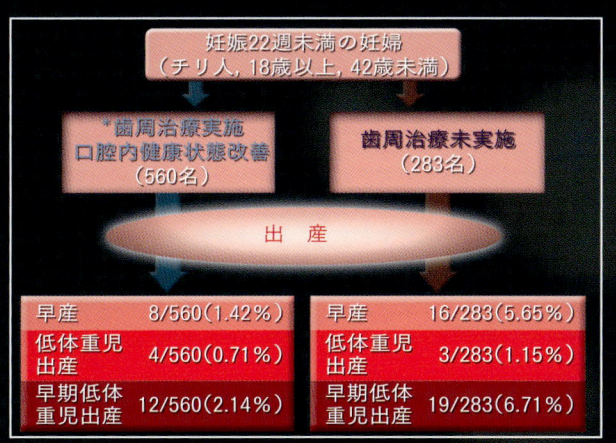

図2 歯周治療が早産・低体重児出産に与える影響（参考文献3より改変引用）．＊：妊娠28週までに，プラークコントロール指導，歯肉縁上・縁下スケーリング，ポリッシング，洗口剤使用の指導を行い，妊娠28週から出産までは，2～3週間に2回のメインテナンス治療を行った．

謝辞
　本研究は鹿児島市立病院産婦人科（波多江正紀部長）と共同で進めています．謹んで感謝の意を表します．

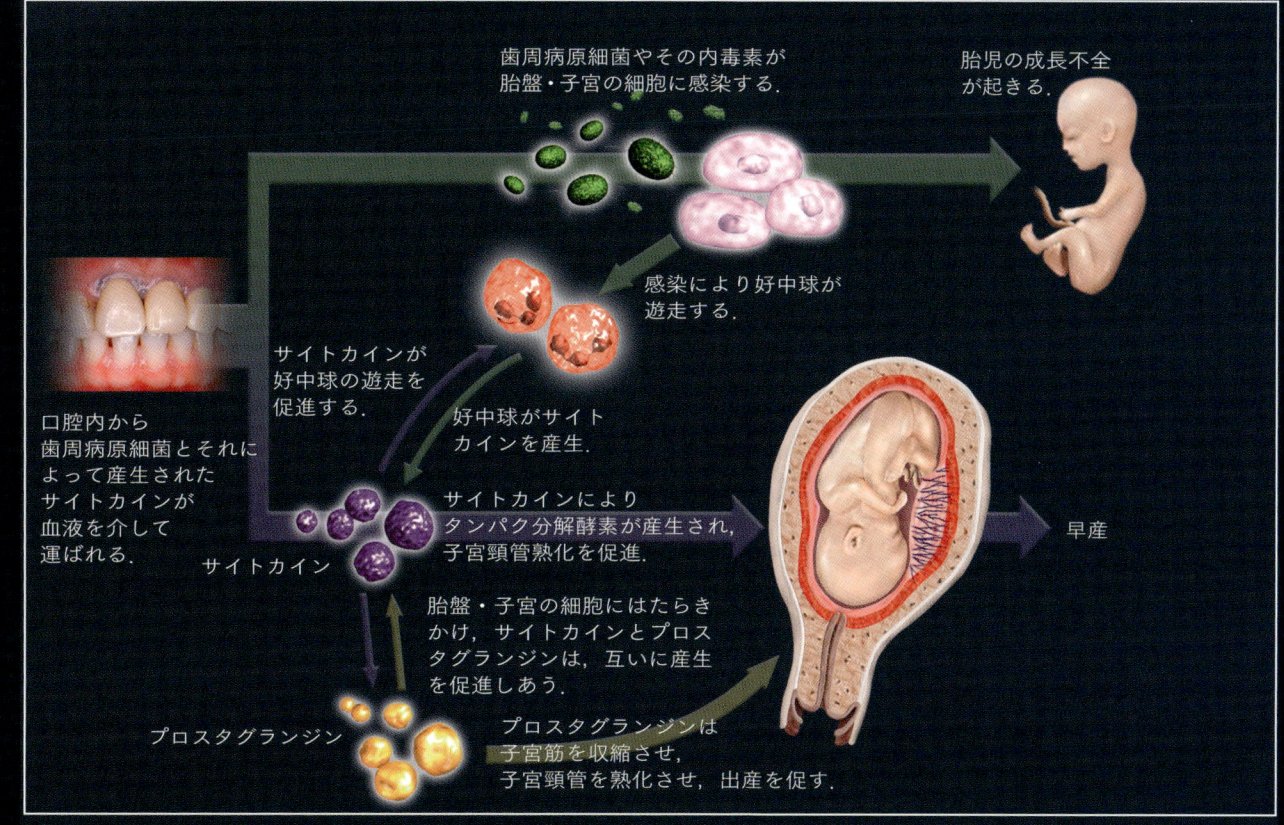

図3 分娩のメカニズムと，そこに歯周病が及ぼすメカニズム（三橋直樹・編著．産婦人科研修医ノート．診断と治療社，2000：271．より改変引用）．歯周病で産生されるサイトカインやプロスタグランジンは，通常の分娩の引き金になる物質と共通である．そのため，歯周病が発症すると，それらは早期に子宮頸管熟化や子宮収縮をひき起こし，早産に至らしめる．

参考文献

1. Offenbacher S, Katz V, Fertik G, et al. Periodontal infection as a possible risk factor for preterm low birth weight. J Periodontol 1996 ; 67(10 Suppl) : 1103-1113.
2. Hasegawa K, Furuichi Y, Shimotsu A, et al. Associations between systemic status, periodontal status, serum cytokine levels, and delivery outcomes in pregnant women with a diagnosis of threatened premature labor. J Periodontol 2003 ; 74(12) : 1764-1770.
3. Lopez NJ, Da Silva I, Ipinza J, Gutierrez J. Periodontal therapy reduces the rate of preterm low birth weight in women with pregnancy-associated gingivitis. J Periodontol 2005 ; 76(11 Suppl) : 2144-2153.
4. Michalowicz BS, Hodges JS, DiAngelis AJ, et al. Treatment of periodontal disease and the risk of preterm birth. N Engl J Med 2006 ; 355(18) : 1885-1894.

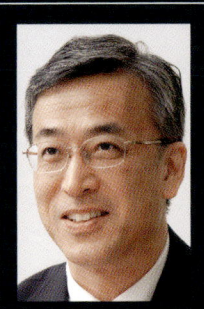

和泉雄一
東京医科歯科大学大学院医歯学総合研究科
歯周病学分野　教授

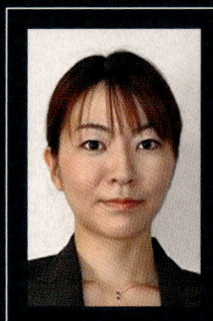

長谷川 - 中村　梢
鹿児島大学大学院医歯学総合研究科
歯周病学分野　助教

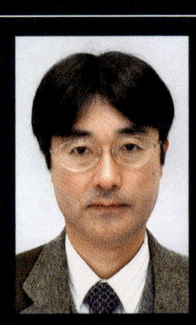

野口和行
鹿児島大学大学院医歯学総合研究科
歯周病学分野　教授

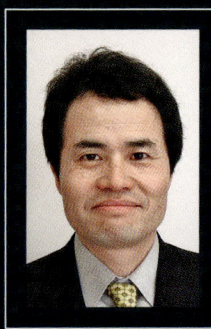

古市保志
北海道医療大学歯学部
歯周歯内治療学分野　教授

8 eight | 注入型培養骨の現在

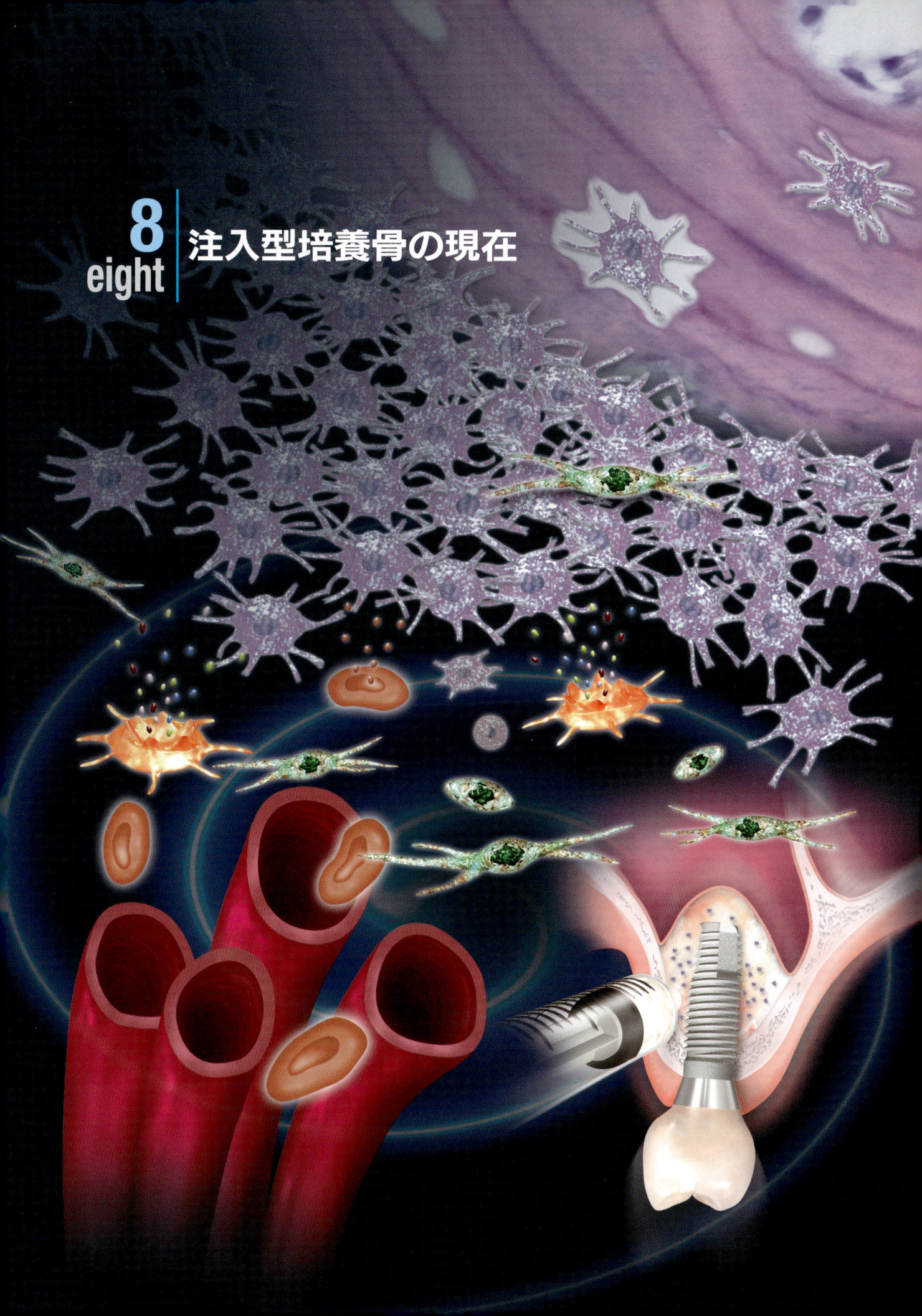

「注入型培養骨」は，骨髄などに存在して多分化能を有する間葉系幹細胞(MSCs)と，トロンビンによりさまざまな生理活性物質(増殖因子)を放出する血小板を濃縮した多血小板血漿(PRP)を混合したものである．その作用により細胞を活性化することで，より活発に骨組織を再生する．自己の材料を用いて再生されるオーダーメイド医療のため，安全性も高く，さらに注入型であるため複雑な形態を呈する歯科領域のさまざまな疾患に広く応用できる．

ヒトの体は，細胞が集まり，組織・器官となり，その集合体として人体が形成される．つまり，人体は細胞を基本単位として構成されているともいえる．組織が欠損・損傷されると，まず細胞により修復が起こるのは，抜歯窩の治癒においての線維芽細胞が遊走して肉芽組織が形成される過程を考えると理解しやすい．一方，年齢とともに細胞の力が減退すると老化が起こる．そこで，若々しい幹細胞による力で，組織修復・活性化を起こそうとするものが，まさにこの再生医療である．再生医療とは再生能を有する「幹細胞」，分化誘導を促進する「生理活性物質」，その「足場」という3要素により組織再生を行う医療なのである．

1．生きた幹細胞による再生医療

主役が幹細胞である「注入型培養骨」に用いる間葉系幹細胞は，さまざまな間葉系細胞・組織(骨・軟骨・神経・筋・歯周組織など)に分化することができる(図1)[1]．培養骨は患者に応じた，自己の生きた幹細胞・多血小板血漿(PRP)を混合して移植するオーダーメイド医療であるため，必要とされる組織を効果的に再生でき，胚性幹細胞における倫理的および免疫拒絶などの問題は回避される．この幹細胞を保存するバンキングシステムによりさまざまな全身疾患の治療にも応用可能である．また，幹細胞の活性・能力を最大限に引き出すために，PRPの生理活性物質を応用している．この培養骨はババロアのような堅さのゲル状で注入できるため，形態付与性・操作性にすぐれ，歯槽骨・顎骨再生に適している．

2．培養骨の骨再生過程

注入型培養骨の臨床応用を前に，基礎研究において有効性・安全性を確認した．移植幹細胞をGFP(緑色蛍光タンパク)遺伝子導入したウイルスにてマーキングし，細胞のはたらきを検討した結果，骨芽細胞のライニング(裏層)・骨細胞への成熟・層板骨形成といった骨再生過

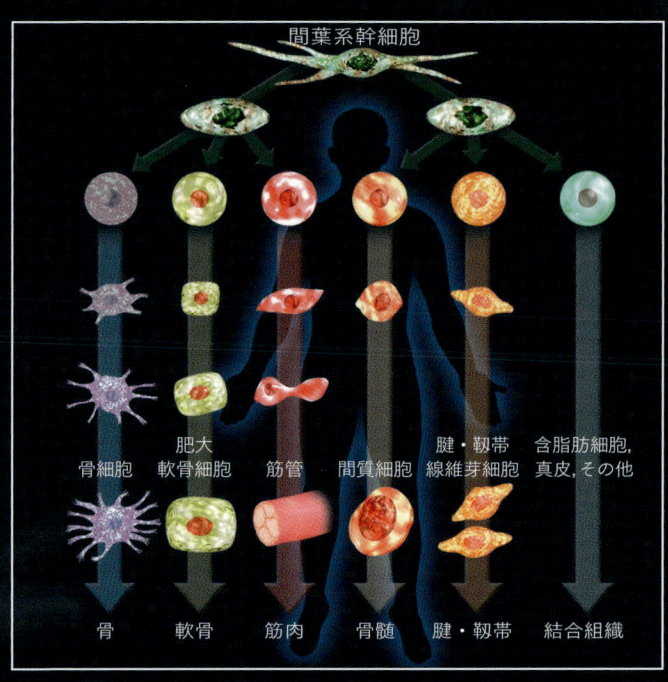

図1　間葉系幹細胞は骨，軟骨，筋肉，骨髄，腱，靱帯，結合組織などのさまざまな間葉系細胞，組織に分化することができる．

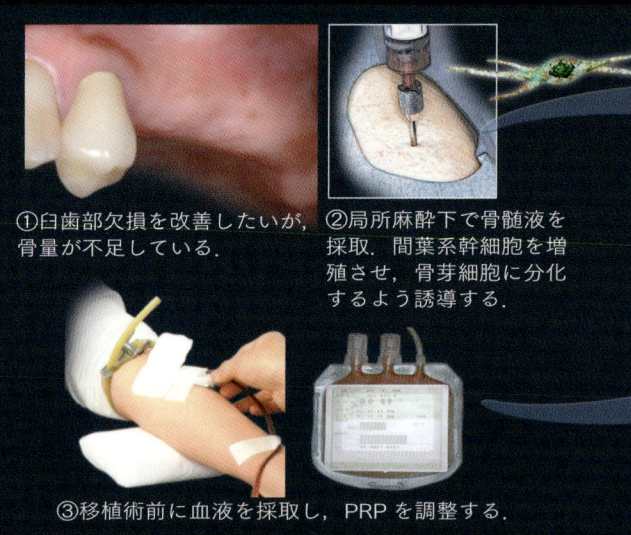

①臼歯部欠損を改善したいが，骨量が不足している．
②局所麻酔下で骨髄液を採取．間葉系幹細胞を増殖させ，骨芽細胞に分化するよう誘導する．
③移植術前に血液を採取し，PRPを調整する．

図2　上顎臼歯部歯槽堤萎縮症に対する上顎洞底挙上術とインプラント同時埋入術に注入型培養骨を応用した臨床プロトコール．

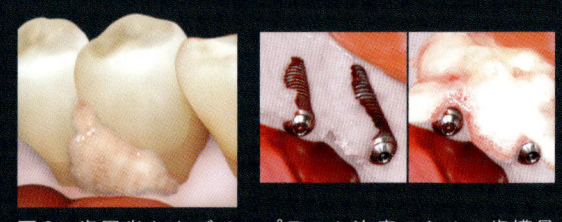

図3　歯周炎およびインプラント治療のための歯槽骨造成術に注入型培養骨を応用した臨床例．

程が，移植した幹細胞により行われることが示唆された．

3．培養骨の臨床応用

注入型培養骨の臨床応用は，まず局所麻酔下で骨髄液を採取し，間葉系幹細胞を分離・培養して必要細胞数まで増やす．それを術前に準備した多血小板血漿と混合させて歯槽骨再生部位に注入し，骨再生を施す(図2)[2～5]．

培養骨を用いた症例は，歯周病・インプラント・顎裂部骨欠損・仮骨延長術における治癒期間短縮などに応用される(図3, 4)．3 cm 程度の空洞状骨欠損に対しては適応可能で，人工材料のような異物と比べると格段に骨再生期間が早く，待機期間も短縮できる有効な再生法である．

現在，臨床応用され5年以上経過しているが，予後は良好で，術式・適応症も明らかとなり，実用化が進められている．

4．将来展望

自己の若い幹細胞を用いる，体にやさしいこの新しいテクノロジーは，そう遠くない将来利用できる段階に来ており，患者が要求する審美的回復への応用も可能である．この再生医療は，高齢社会におけるQOL(quality of life)向上型医療の新たな可能性に満ちており，究極のアンチエイジング医療，夢の先進医療になり得るであろう．

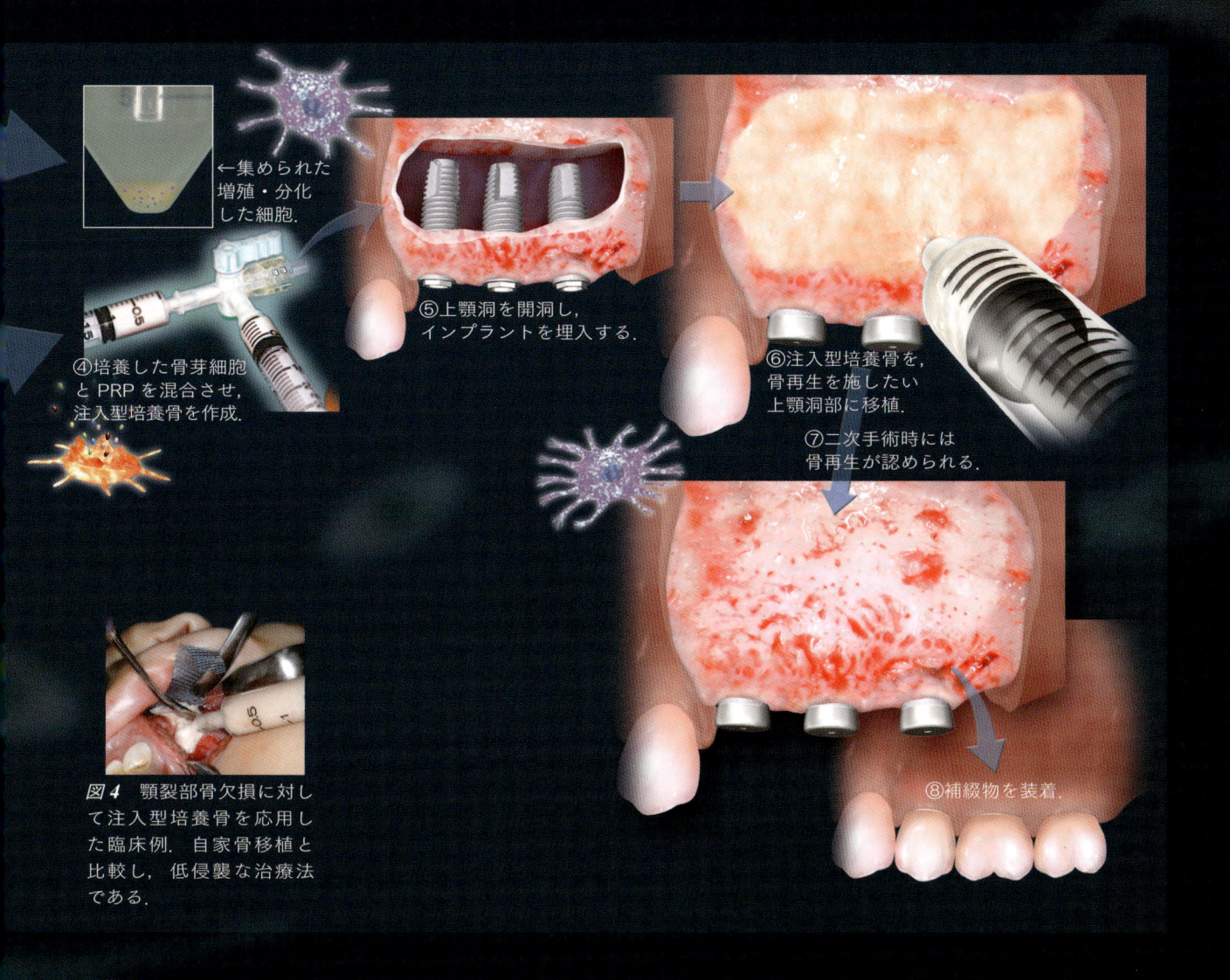

④培養した骨芽細胞とPRPを混合させ，注入型培養骨を作成．
←集められた増殖・分化した細胞．
⑤上顎洞を開洞し，インプラントを埋入する．
⑥注入型培養骨を，骨再生を施したい上顎洞部に移植．
⑦二次手術時には骨再生が認められる．
⑧補綴物を装着．

図4 顎裂部骨欠損に対して注入型培養骨を応用した臨床例．自家骨移植と比較し，低侵襲な治療法である．

参考文献

1. Pittenger MF, Mackay AM, Beck CB, et al. Multilineage potential of adult human mesenchymal stem cells. Science 1999 ; 284(5411): 143-147.
2. Yamada Y, Ueda M, Hibi H, et al. Translational research for injectable tissue-engineered bone regeneration using mesenchymal stem cells and platelet-rich plasma-from basic research to clinical case study. Cell transplant 2004 ; 13(4) : 343-355.
3. Yamada Y, Nakamura S, Ito K, et al. Injectable tissue-engineered bone using autogenous bone marrow-derived stromal cells for maxillary sinus augmentation : clinical application report from a 2-6-year follow-up. Tissue Eng Part A 2008 ; 14(10) : 1699-1707.
4. Izumi Y, Aoki A, Yamada Y, et al. Periodontal perspectives from Asia : Current and future periodontal tissue engineering. Periodontol 2000 2011 ; 56 : 166-187.
5. Yamada Y, Nakamura S, Ueda M, et al. Osteotome technique with injectable tissue-engineered bone and simultaneous implant placement by cell therapy. Clin Oral Implants Res 2011 ; 12. doi : 10.1111/j.1600-0501.2011.02353.x. [Epub ahead of print]

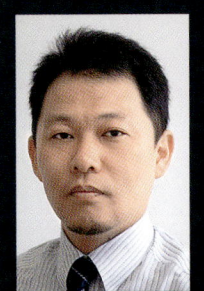

山田陽一

愛知医科大学歯科口腔外科　准教授

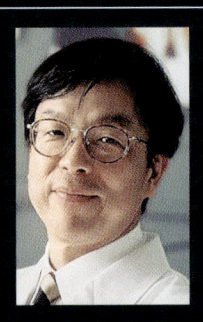

上田　実

名古屋大学大学院医学系研究科
頭頸部感覚器外科学講座・顎顔面外科学
教授

9 nine 唾液腺の再生医療

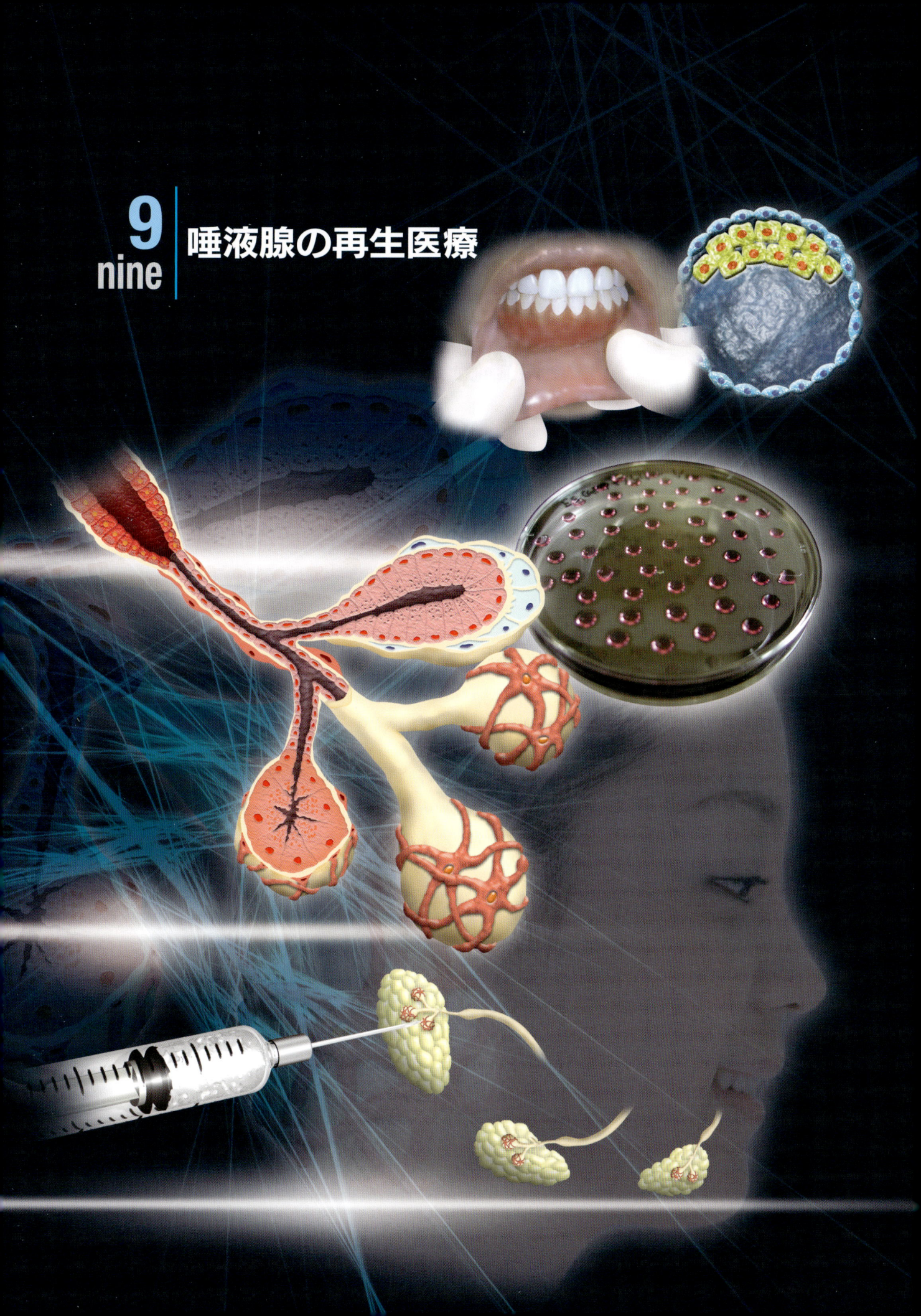

The Illustrated Bioscience

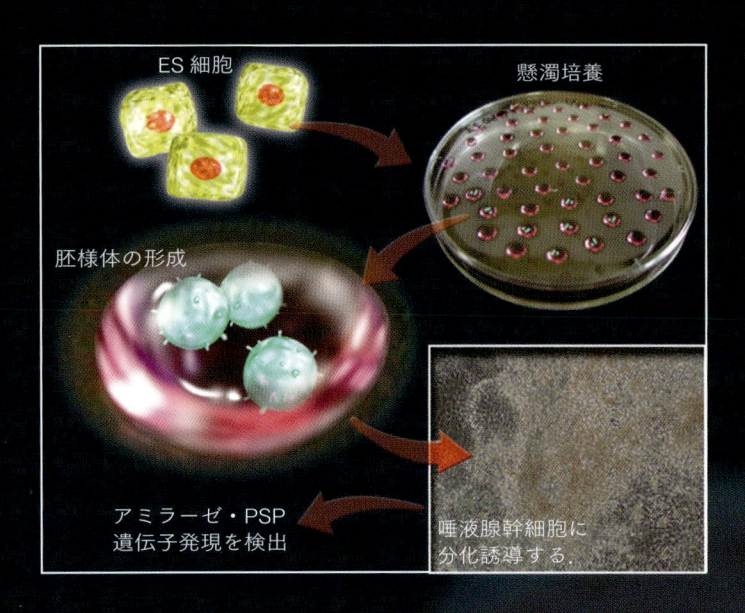

図1 ES細胞は，懸濁培養による胚様体形成後，通常培地で培養することによりさまざまな組織に分化誘導することが可能である．分化誘導後のES細胞における唾液腺特異的因子の遺伝子発現を解析した結果，唾液腺特異的なタンパクとして知られるアミラーゼおよびparotid secretory protein（PSP）遺伝子の発現が検出された．

　口腔乾燥症は，う蝕・口腔内感染症・摂食嚥下障害・誤嚥性肺炎などの一因となり，その重症例では著しいQOLの低下をきたすことが知られている．人工唾液や唾液分泌促進薬の応用が治療法としてあげられるが，すでに唾液腺組織破壊をともなう重症例では，これらの治療法が奏効しない場合もしばしば認められる．このような症例に対する新規治療法として，失われた腺組織を外部から補充することにより，障害された機能を回復する再生医療の応用が期待されている．

1. 組織再生の主役である幹細胞

　幹細胞は自己複製能と多分化能を有することが知られ，これらの性質を応用することにより，失われた組織を効率よく再生させることが可能と考えられている．幹細胞は，受精卵の内部細胞塊由来の「胚性幹（ES）細胞」と，組織固有に存在する「組織幹細胞」に大別することができる．

2. ES細胞の再生医療への応用

　ES細胞は培養条件をかえることにより，ほぼ全身すべての組織に分化することが知られている．そこでわれわれは，ES細胞から唾液腺細胞を作出することを目的に，ES細胞の分化誘導時に唾液腺特異的な遺伝子の発現を検討した．その結果，分化したES細胞に唾液腺特異的な遺伝子の発現が認められた（図1）ので，唾液腺の分化を誘導する因子を同定することにより，ES細胞から唾液腺組織をつくり出すことは可能であると考えられる．

3. 組織幹細胞の再生医療への応用

　組織幹細胞は，臓器それぞれ固有に存在する幹細胞であり，一生涯にわたり新たな細胞を供給し続けることにより臓器（組織）の恒常性を維持している．唾液腺においても固有の組織幹細胞（＝「唾液腺幹細胞」）の存在が知られている．したがって，診断目的で患者自身から採取された小唾液腺組織から「唾液腺幹細胞」を単離し，生体外で増幅することができれば，増幅した唾液腺幹細胞を大唾液腺に移植することにより分泌機能を回復することが可能となるかもしれない．現在のところ，ヒト唾液腺組織における幹細胞の同定・単離はなされていないが，ヒト唾液腺より採取された「唾液腺上皮細胞」は，腺組織の再構築能を保持していることがわれわれの研究で明らかになった（図2a, b）．このような幹細胞を応用することにより，消失した腺組織を再生させることが可能となるだろう（図3）．

4. 今後の展望

　これまでわれわれは，動物モデルを用いた治療実験により，唾液分泌障害に対する細胞移植の有効性について検討しており，今後ES細胞を用いた唾液腺幹細胞の作出法の開発や唾液腺幹細胞の単離・培養法の確立を進めることにより，臨床応用を可能にしたい．

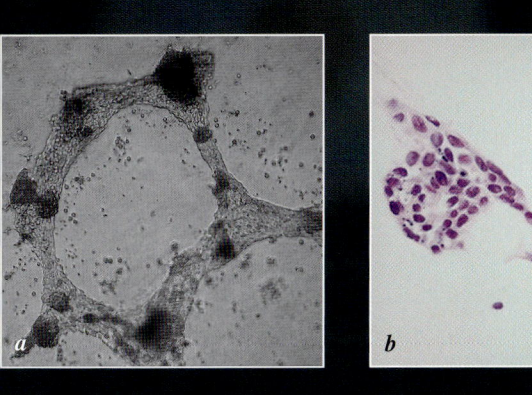

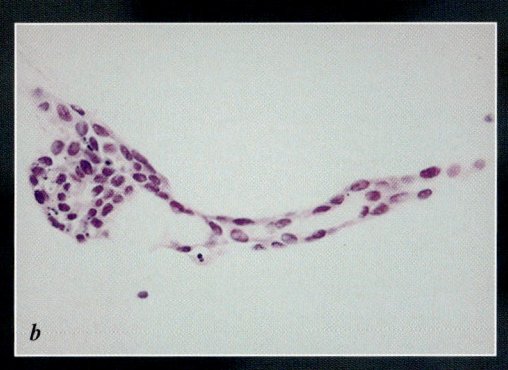

図 2a, b ヒト耳下腺組織から単離した唾液腺上皮細胞は，特殊な足場の存在下で導管様構造や分泌腺を形成する．

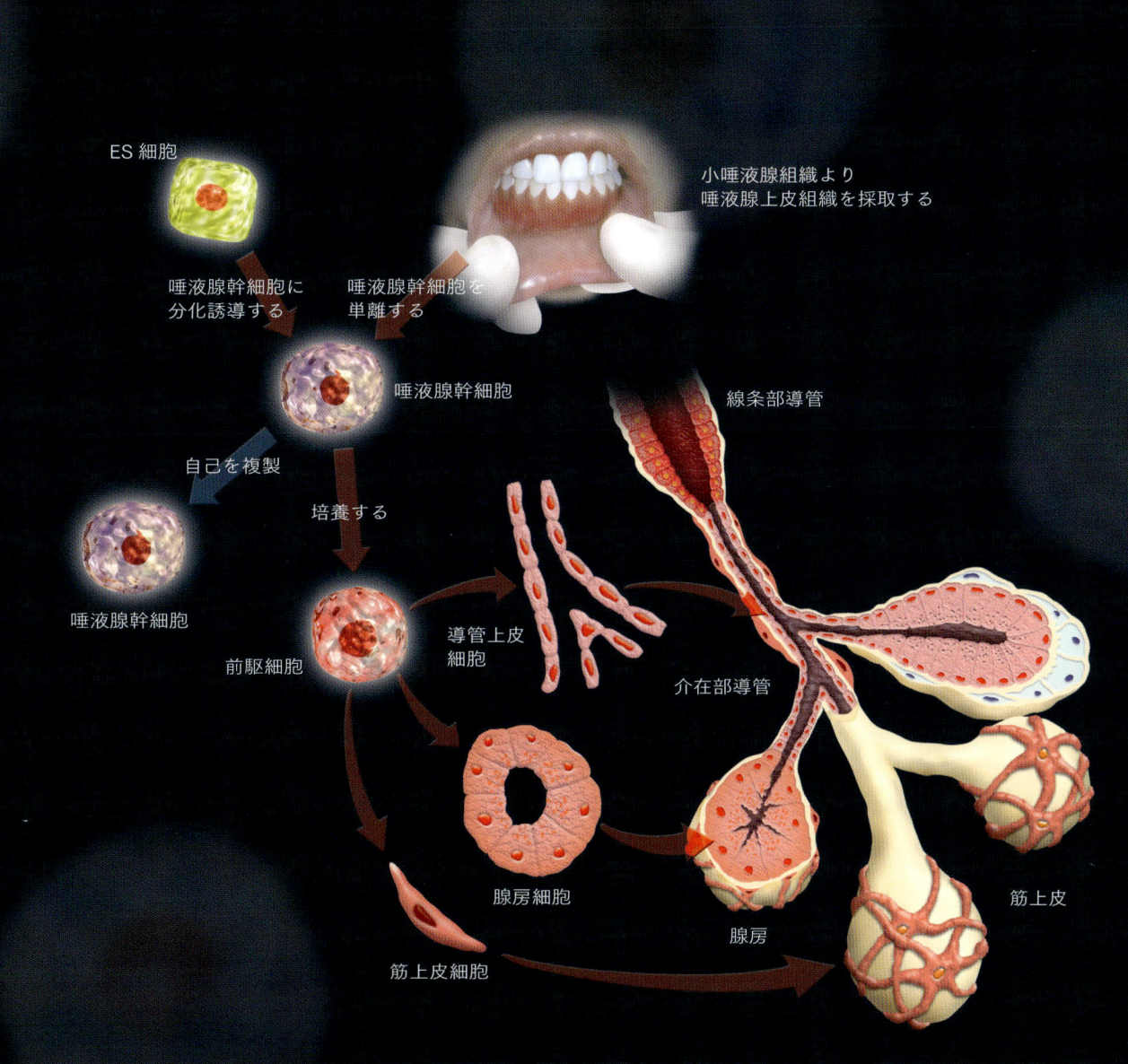

図 3 唾液腺組織の基本構造は，導管上皮細胞，腺房細胞，筋上皮細胞と3系統の細胞からなる．組織を再生させる際にはこれらすべての細胞を再構築する必要がある．唾液腺幹細胞は非対称性分裂により幹細胞と前駆細胞をつくりだし，前駆細胞はさらに分裂増殖し，3系統の細胞すべてに分化する．

参考文献

1. Hisatomi Y, Okumura K, Nakamura K, et al. Flow cytometric isolation of endodermal progenitors from mouse salivary gland differentiate into hepatic and pancreatic lineages. Hepatology 2004；39(3)：667-675.
2. Kishi T, Takao T, Fujita K, Taniguchi H. Clonal proliferation of multipotent stem/progenitor cells in the neonatal and adult salivary glands. Biochem Biophys Res Commun 2006；340(2)：544-552.
3. Lombaert IM, Brunsting JF, Wierenga PK, et al. Rescue of salivary gland function after stem cell transplantation in irradiated glands. PLoS One 2008；3(4)：e2063.
4. Tai Y, Inoue H, Sakurai T, et al. Protective effect of lecithinized SOD on reactive oxygen species-induced xerostomia. Radiat Res 2009；172(3)：331-338.
5. Feng J, van der Zwaag M, Stokman MA, van Os R, Coppes RP. Isolation and characterization of human salivary gland cells for stem cell transplantation to reduce radiation-induced hyposalivation. Radiother Oncol 2009；92(3)：466-471.
6. 美島健二，坪田一男，斎藤一郎．涙腺・唾液腺の再生医療．再生医療 2003；2：53-58.
7. 美島健二，坪田一男，斎藤一郎．涙腺・唾液腺組織からの side population；細胞の同定とその治療への応用．再生医療 2005；4：77-82.
8. 美島健二，坪田一男，斎藤一郎．Side population 法によるマウス涙腺・唾液腺幹細胞の同定．分子リウマチ 2006；3：127-131.
9. Mishima K, Saito I. Regenerative medicine for hypofunction of salivary glands. Dentistry in Japan 2006；42：14-16.
10. Mishima K, Inoue H, Nishiyama T, Mabuchi Y, Amano Y, Ide F, Matsui M, Yamada H, Yamamoto G, Tanaka J, Yasuhara R, Sakurai T, Lee MC, Chiba K, Sumimoto H, Kawakami Y, Matsuzaki Y, Tsubota K, Saito I. Transplantation of side population cells restores the function of damaged exocrine glands through clusterin. Stem Cells 2012；30(9)：1925-1937.

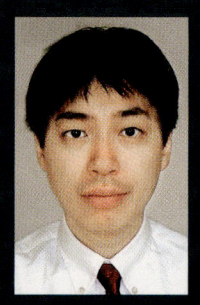

美島健二
昭和大学歯学部口腔病態診断科学
口腔病理学部門　教授

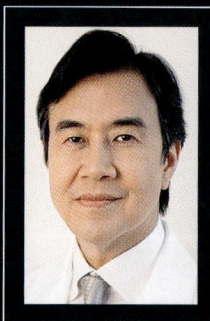

斎藤一郎
鶴見大学歯学部病理学講座　教授
先制医療研究センター長

10 次世代再生医療としての歯の再生

21世紀型の医療システムとして再生医療の展開が期待されている．歯は，胎児期の上皮・間葉相互作用によって誘導された歯胚から発生し，歯や歯周組織を構成する複数種の細胞や硬組織・神経・血管などが高度に組織化された器官である．「歯の再生」は，疾患や傷害を受けた臓器・器官を，生体外で人工的に作製した臓器・器官と置換する「臓器置換再生医療」のモデルケースとして，その医療システムの技術開発が進められている．

1．次世代再生医療である「歯の再生」──細胞移入法から臓器置換再生医療へ

現在の再生医療は，身体のなかに存在する「幹細胞」を，損傷した部位へ移植して組織や器官を修復する「細胞移入療法」として臨床応用化に近づきつつある．次世代の再生医療としては，疾患や傷害を受けた臓器を，生体外で人工的に作製した器官と置換する「臓器置換再生医療」が期待されている．

歯は，胎児期の上皮・間葉相互作用によって誘導された歯胚から発生し，歯や歯周組織を構成する複数種の細胞・硬組織・神経・血管などが高度に組織化された器官である．現在「歯の再生」は，未分化な上皮細胞と間葉細胞からなる歯胚を，細胞操作によって再構築し(再構成歯胚)，歯を喪失した部位へ移植して第三の歯を発生させる戦略からアプローチされている．歯科再生医療の実現には，歯胚を再構築するための細胞操作技術や，人工的な歯胚構築のための細胞シーズの探索，歯の形態形成制御，歯根・歯周組織形成技術など，幅広い技術開発が必要である．

2．人工的な歯胚を作成する細胞操作技術の開発──器官原基法による再構成歯胚の作成

最近，私たちは，「歯の再生」に向けた技術開発の第一段階として，単一化細胞から細胞操作により器官原基を再構築するための「器官原基法」を開発した(*図1*)．この方法は，単一化した上皮細胞と間葉細胞をコラーゲンゲル内で高密度に区画化して立体的に配置して「再構成歯胚」を作成することが特徴である．この「再構成歯胚」を，マウスの腎臓皮膜下に移植して発生を解析すると，正常な構造を有した複数の再生歯が高頻度に発生した(*図2*)．また生体外における器官培養においても，正常な構造を有する歯が発生した(*図3*)．

図1 器官原基(歯胚)をばらばらの細胞から再構築する細胞操作技術の開発(器官原基法)．胎齢14.5日の切歯歯胚を上皮組織と間葉組織に分離し，さらに上皮細胞・間葉細胞に分離する．

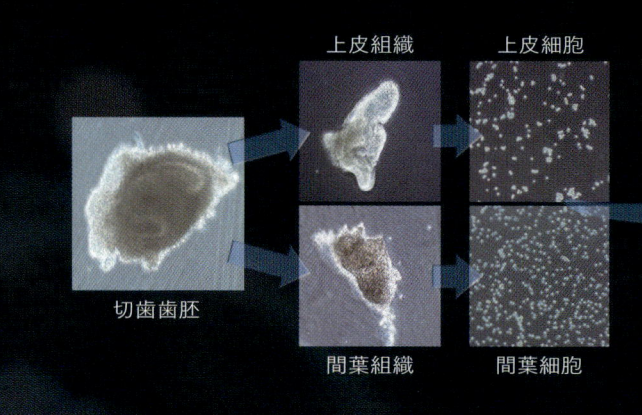

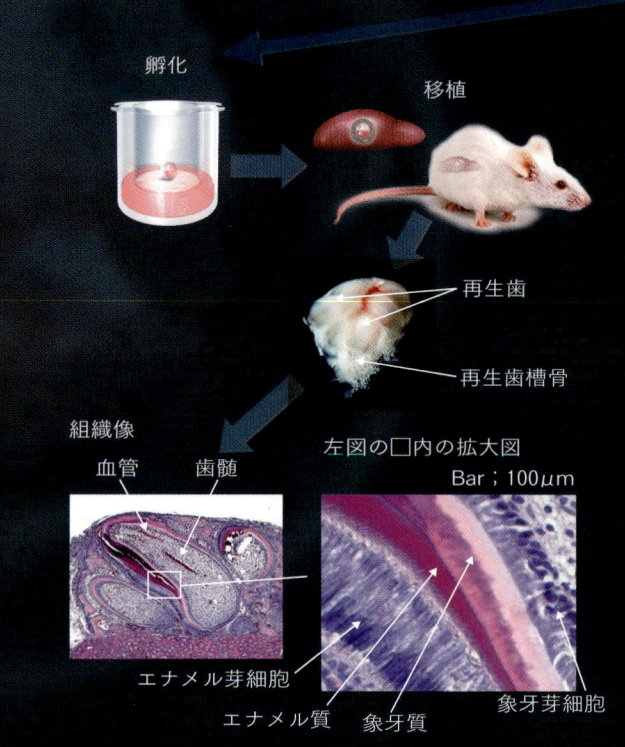

図3 マウスの腎臓皮膜下に「再構成歯胚」を移植すると，再生歯の発生が認められた．「再構成歯胚」を数日間器官培養する．「再構成歯胚」を腎臓皮膜下に移植して14日間待つ．腎臓皮膜下に移植して14日目に摘出すると，再生歯と再生歯槽骨が認められる．

図2 上皮細胞と間葉細胞をコラーゲンゲルドロップに注入した．上皮細胞と間葉細胞を区画化・高密度化して，「再構成歯胚」を作製する．

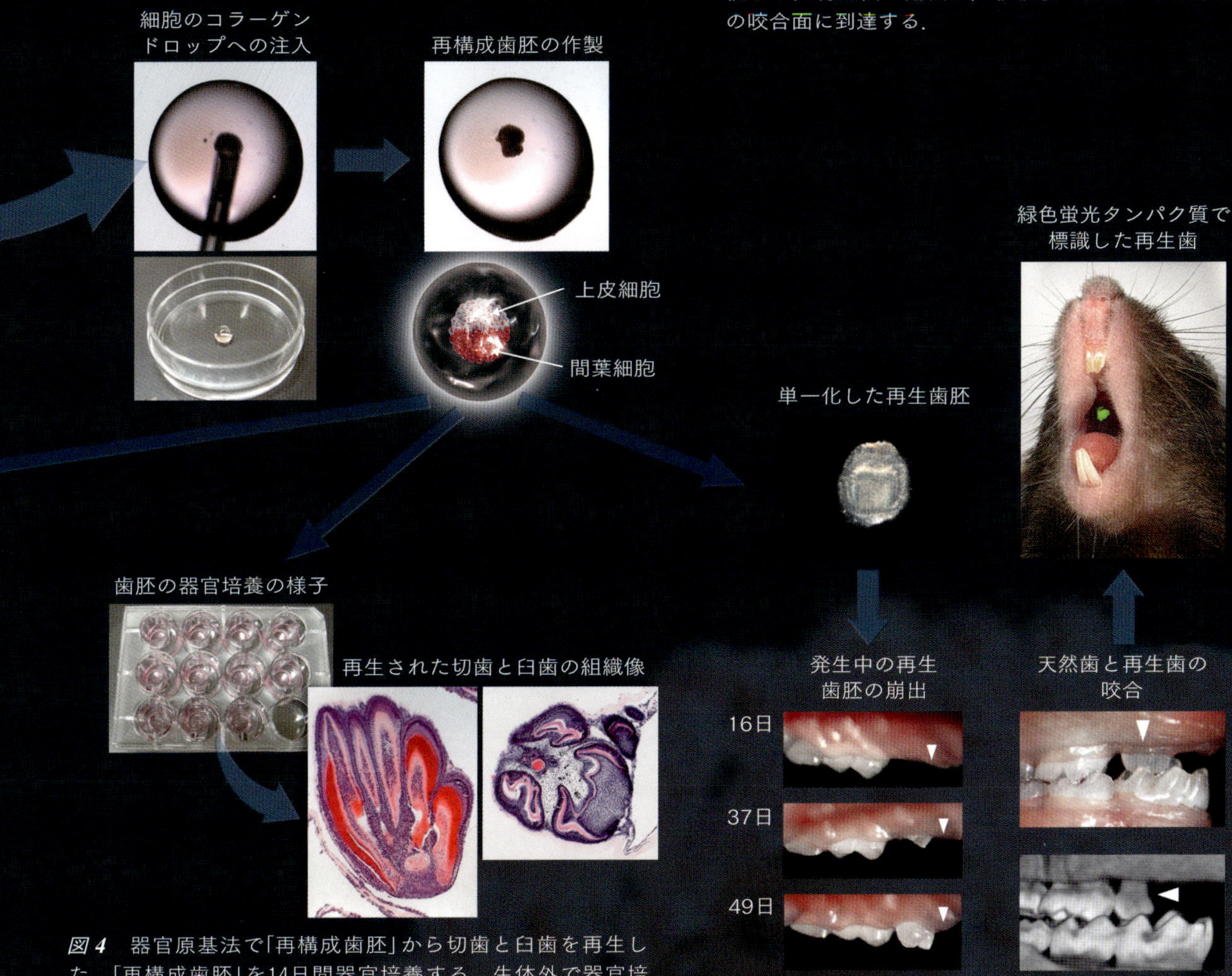

図4 器官原基法で「再構成歯胚」から切歯と臼歯を再生した．「再構成歯胚」を14日間器官培養する．生体外で器官培養され，再生された切歯と臼歯．

図5 再構成歯胚の発生と咬合．再構成された歯胚は数日間生体外で器官培養され，再生歯胚を形成する．単一化した再生歯胚を分離し，成体マウスの上顎歯槽骨の抜歯窩に移植した．再生歯は萌出し，移植後49日後に下顎第一大臼歯の咬合面に到達する．

3．成体動物の抜歯窩移植モデルによる，再構成歯胚の発生の解析

さらにこの「再構成歯胚」を数日間，器官培養した後，再び単一の歯胚を分離して成体マウス抜歯窩へ移植すると，神経を有した正常な再生歯が初期発生することが明らかになった(図4)．このことから，「再構成歯胚」移植による歯科再生医療は実現可能性を有すると考えられる．

さらに筆者らは，器官原基法を利用して細胞シーズの探索や歯の初期発生にかかわる分子の探索，歯周組織の再生，天然型の歯根の再生などの歯科再生医療の実現を推進するための研究を，歯科領域の研究者と共同で進めている．「歯の再生」の技術開発とその実現によって，多くの方々のQOLの向上に役立つことを目指している．

参考文献

1. Nakao K, Morita R, Saji Y, et al. The development of a bioengineered organ germ method. Nat Methods 2007;4(3):227-230.

2. Komine A, Suenaga M, Nakao K, Tsuji T, Tomooka Y. Tooth regeneration from newly established cell lines from a molar tooth germ epithelium. Biochem Biophys Res Commun 2007;355(3):758-763.

3. Ikeda E, Tsuji T. Growing bioengineered teeth from single cells: Potential for dental regenerative medicine. Expert Opin Biol Ther 2008;8(6):735-744.

4. Ikeda E, Morita R, Nakao K, et al. Fully functional bioengineered tooth replacement as an organ replacement therapy. Proc Natl Acad Sci USA 2009;106:13475-13480.

5. Oshima M, Mizuno M, Imamura A, et al. Functional tooth regeneration using a bioengineered tooth unit as a mature organ replacement regenerative therapy. PLoS ONE 2011;6(7):e21531. Epub 2011 Jul 12.

6. 中尾一久，辻孝．臓器・器官発生からアプローチした「歯の再生」．メディカルバイオ 2007；7：74-80.

7. Sharpe PT, Young CS．現実味を帯びる歯の再生．日経サイエンス 2005；35(11)：40-49.

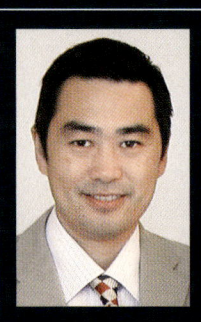

齋藤　正寛

東京理科大学基礎工学部生物工学科　准教授

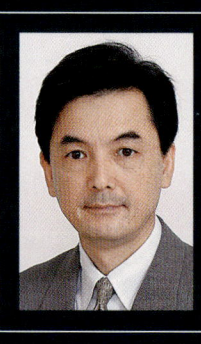

辻　孝

東京理科大学基礎工学部生物工学科
総合研究機構　教授
（株）オーガンテクノロジーズ　取締役

11 eleven | 歯周病と糖尿病

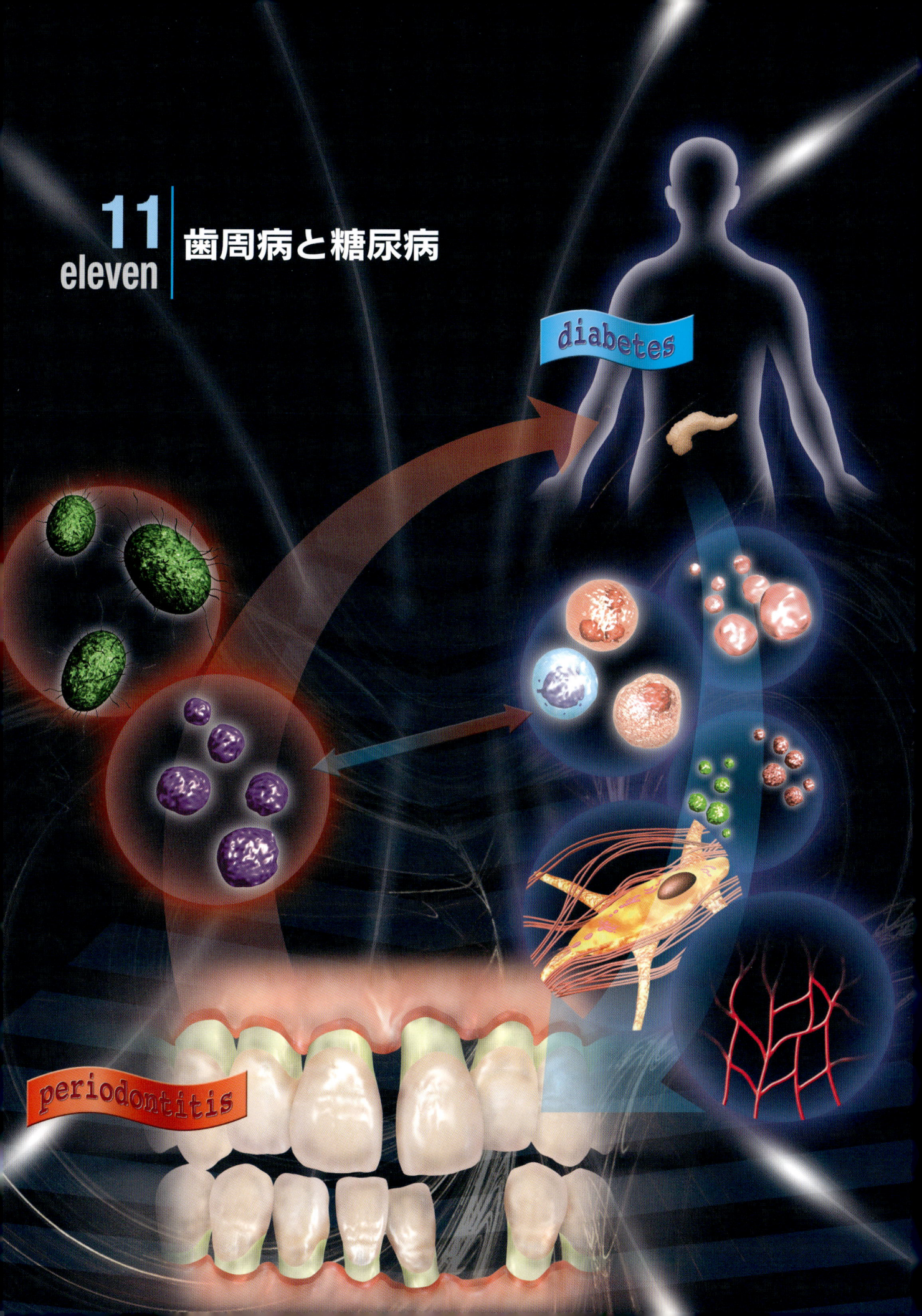

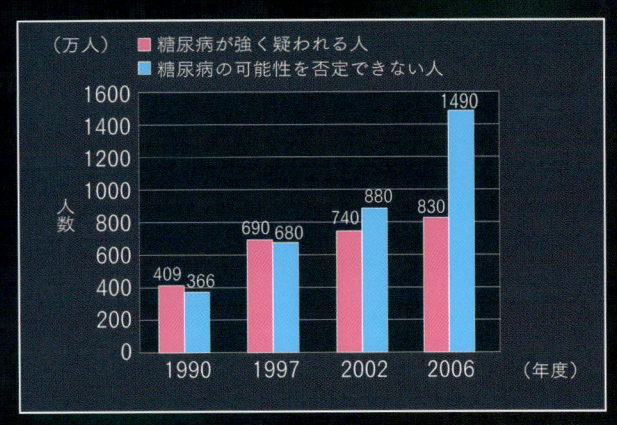

図1 日本における糖尿病患者数（2007年度厚生労働省レポートより）．

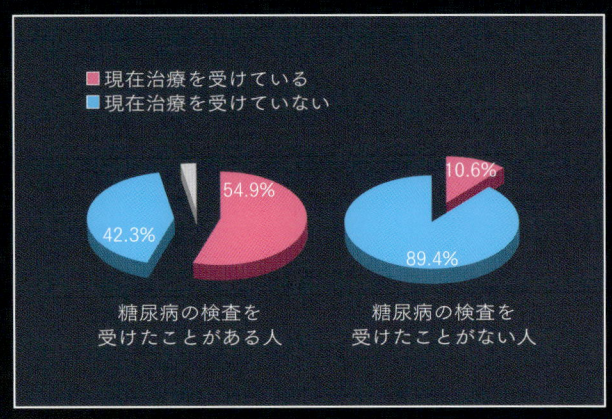

図2 日本における糖尿病患者の治療の実態（2003年度厚生労働省レポートより）．

歯周病の局所病巣部における多数の歯周病関連細菌と炎症性因子の産生増加は，糖尿病患者に一般的にみられる軽度の全身性炎症因子の増加をさらに促進させうる．結果として糖代謝に悪影響を及ぼし，血糖値のコントロールに困難をともなうこととなる．この連鎖反応は，糖尿病本体だけでなくそれに付随する合併症にも影響を及ぼすことが考えられる．

1. 日本における糖尿病の現状

2007年現在，日本において糖尿病が強く疑われる人は830万人，糖尿病の可能性を否定できない人は1,490万人で，合わせると実に2,320万人にのぼる（図1）．これは成人の4人に1人が糖尿病かその予備軍となる計算である．また，糖尿病が強く疑われる人のうち，治療を受けているのはその約半数に過ぎない（図2）．全糖尿病患者のうち，生活習慣病と考えられているII型糖尿病が90％以上を占める．

2. 歯周病と糖尿病の相互関係（図3）

歯周病と糖尿病の関係を検討した疫学的研究は，その結果に多少のばらつきがみられるものの，両者の間に有意な相関を示しているものが多い．詳しくは筆者らの総説を参照されたい[21]．両者の関係は，相互に影響を及ぼす（図3）[1]．コントロールされていない歯周病患者においては，口腔内の細菌数が増加し，糖尿病患者に一般的にみられる軽度の全身性炎症因子（TNF-αなどのサイトカインなど）の増加をさらに促進させうる．その結果としてインスリンに対する抵抗性が悪化し，血糖値が高くなりやすい．また，歯周病に起因する咀嚼障害は，食事療法や薬物療法に影響を与える．

一方，血糖コントロール不良は，終末糖化物質（AGE）の産生を介して，全身的および局所的な炎症反応を助長する．また，コラーゲンの合成阻害や白血球機能の低下を介して創傷治癒を遅延させる．これらは歯周組織の破壊を進行させる可能性が考えられる．

表1に糖尿病のコントロール状態への歯周病治療介入の影響に関する代表的報告をまとめた．効果の有無にはばらつきがみられるが，有意な改善を示すものが多くみられる．わが国では，Iwamotoらのグループが，歯周ポケットへの積極的な抗菌療法（ミノマイシン投与）により1か月後で，糖化ヘモグロビン・インスリン抵抗性・血中 TNF-α・歯周ポケット内の総細菌数の有意な改善が認められたと報告している．

3. 今後の展望

糖尿病は肥満をともなうことが多く，肥満が歯周病の危険因子となる可能性が示唆されている．今後，糖尿病の罹患期間・合併症・肥満などの他の影響を考慮に入れながら総合的に研究する必要があろう．

現在，日本糖尿病学会では，糖尿病における合併症の実態把握とその治療の効果に関するデータベース構築のために，5年間1万症例の大規模前向き研究を進めている．日本歯周病学会もこのプロジェクトに参加し，糖尿病の第6番目の合併症として知られている歯周病[20]に関する糖尿病患者での実態調査を行っている（http://www.jds.or.jp/jdcp-study/）．このデータベース構築により糖尿病と歯周病の関係がより明確に示されるであろう．

歯周病と糖尿病 | 11

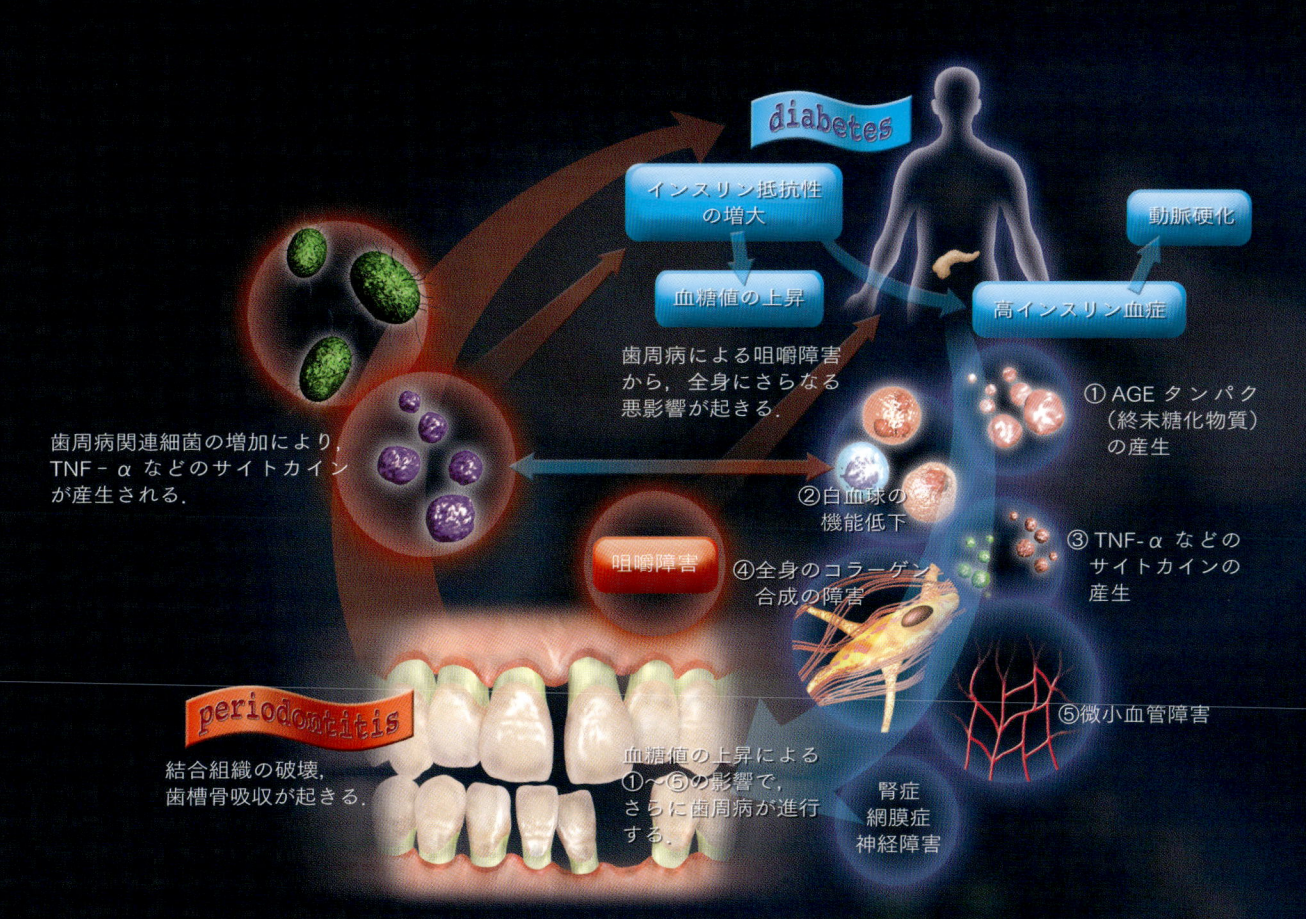

図3 糖尿病と歯周病の相互関係.

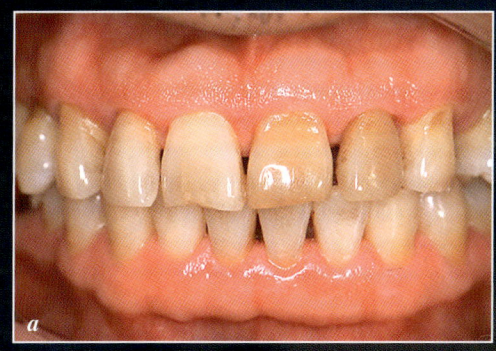

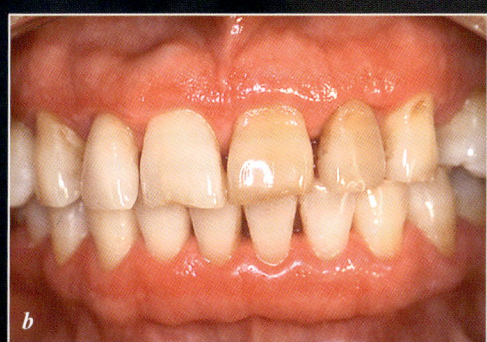

図4a, b 糖尿病のコントロール状態による歯肉の状態の違い. **a**：糖尿病のコントロール良好時. **b**：糖尿病のコントロール不良時（空腹時血糖169mg/dL, HbA1c7.2％）.

表1 歯周病治療が糖尿病の血糖コントロールに与える影響. 糖尿病の状態はHbA1cで評価した.

報告者／報告年	研究デザイン	糖尿病のタイプ	歯周病治療介入の糖尿病コントロール状態への効果
Aldridge et al, study 1[2]	RCT	1	なし
Aldridge et al, study 2[2]	RCT	1	なし
Smith el al[3]	治療介入	1	なし
Westfelt et al[4]	治療介入	1, 2	なし
Grossi et al[5,6]	RCT	2	あり
Christgau et al[7]	治療介入	1, 2	なし
Collin et al[8]	後向き研究	2	あり
Iwamato et al[9]	治療介入	2	あり
Al-Mubarek et al[10]	RCT	1, 2	一部あり
Rodrigues et al[11]	RCT	2	あり
Kiran et al[12]	RCT	2	あり
Jones et al[13]	RCT	2	なし
Gonçalves et al[14]	治療介入	2	あり
Madden et al[15]	治療介入	2	あり
Dağ et al[16]	治療介入	2	あり
Tervonen et al[17]	RCT	1	なし
Katagiri et al[18]	RCT	2	あり
Koromantzos et al[19]	RCT	2	あり

RCT：ランダム化比較試験（randomized controlled trial：文献21より改変・引用）.

参考文献

1. Anderson CP, Flyvbjerg A, Buschard K, Holmstrup P. Relationship between periodontitis and diabetes: Lessons from rodent studies. J Periodontol 2007；78(7)：1264-1275.
2. Aldridge JP, Lester V, Watts TL, Collins A, Viberti G, Wilson RF. Single-blind studies of the effects of improved periodontal health on metabolic control in type 1 diabetes mellitus. J Clin Periodontol 1995；22(4)：271-275.
3. Smith GT, Greenbaum CJ, Johnson BD, Persson GR. Short-term responses to periodontal therapy in insulin-dependent diabetic patients. J Periodontol 1996；67(8)：794-802.
4. Westfelt E, Rylander H, Blohmé G, Jonasson P, Lindhe J. The effect of periodontal therapy in diabetics. Results after 5 years. J Clin Periodontol 1996；23(2)：92-100.
5. Grossi SG, Skrepcinski FB, DeCaro T, Zambon JJ, Cummins D, Genco RJ. Response to periodontal therapy in diabetics and smokers. J Periodontol 1996；67(10 Suppl)：1094-1102.
6. Grossi SG, Skrepcinski FB, DeCaro T, et al. Treatment of periodontal disease in diabetics reduces glycated hemoglobin. J Periodontol 1997；68(8)：713-719.
7. Christgau M, Palitzsch KD, Schmalz G, Kreiner U, Frenzel S. Healing response to non-surgical periodontal therapy in patients with diabetes mellitus: Clinical, microbiological, and immunologic results. J Clin Periodontol 1998；25(2)：112-124.
8. Collin HL, Uusitupa M, Niskanen L, et al. Periodontal findings in elderly patients with non-insulin dependent diabetes mellitus. J Periodontol 1998；69(9)：962-966.
9. Iwamoto Y, Nishimura F, Nakagawa M, et al. The effect of antimicrobial periodontal treatment on circulating tumor necrosis factor-alpha and glycated hemoglobin level in patients with type 2 diabetes. J Periodontol 2001；72(6)：774-778.
10. Al-Mubarak S, Ciancio S, Aljada A, Mohanty P, Ross C, Dandona P. Comparative evaluation of adjunctive oral irrigation in diabetics. J Clin Periodontol 2002；29(4)：295-300.
11. Rodrigues DC, Taba MJ, Novaes AB, Souza SL, Grisi MF. Effect of non-surgical periodontal therapy on glycemic control in patients with type 2 diabetes mellitus. J Periodontol 2003；74(9)：1361-1367.
12. Kiran M, Arpak N, Unsal E, Erdoğan MF. The effect of improved periodontal health on metabolic control in type 2 diabetes mellitus. J Clin Periodontol 2005；32(3)：266-272.
13. Jones JA, Miller DR, Wehler CJ, et al. Does periodontal care improve glycemic control? The Department of Veterans Affairs Dental Diabetes Study. J Clin Periodontol 2007；34(1)：46-52.
14. Gonçalves D, Correa FO, Khalil NM, de Faria Oliveira OM, Orrico SR. The effect of non-surgical periodontal therapy on peroxidase activity in diabetic patients: A case-control pilot study. J Periodontol 2008；79(11)：2143-2150.
15. Madden TE, Herriges B, Boyd LD, Laughlin G, Chiodo G, Rosenstein D. Alterations in HbA1c following minimal or enhanced non-surgical, non-antibiotic treatment of gingivitis or mild periodontitis in type 2 diabetic patients: A pilot trial. J Contemp Dent Pract 2008；9(5)：9-16.
16. Dağ A, Firat ET, Arikan S, Kadiroğlu AK, Kaplan A. The effect of periodontal therapy on serum TNF-α and HbA1c levels in type 2 diabetic patients. Aust Dent J 2009；54(1)：17-22.
17. Tervonen T, Lamminsalo S, Hiltunen L, Raunio T, Knuuttila M. Resolution of periodontal inflammation does not guarantee improved glycemic control in type 1 diabetic subjects. J Clin Periodontol 2009；36(1)：51-57.
18. Katagiri S, Nitta H, Nagasawa T, et al. Multi-center intervention study on glycohemoglobin (HbA1c) and serum, high-sensitivity CRP (hs-CRP) after local anti-infectious periodontal treatment in type 2 diabetic patients with periodontal disease. Diabetes Res Clin Pract 2009；83(3)：308-315.
19. Koromantzos PA, Makrilakis K, Dereka X, Katsilambros N, Vrotsos IA, Madianos PN. A randomized, controlled trial on the effect of non-surgical periodontal therapy in patients with type 2 diabetes. Part I: Effect on periodontal status and glycaemic control. J Clin Periodontol 2011；38(2)：142-147.
20. Löe H. Periodontal disease: The sixth complication of diabetes mellitus. Diabetes Care 1993；16(1)：329-334.
21. 稲垣幸司，野口俊英．Periodontal Medicine：最近の潮流から――いま明らかになっていること（前編），the Quintessence 2005；24(7)：49-54.

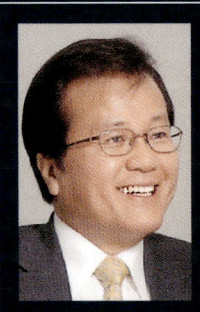

野口俊英
愛知学院大学歯学部歯周病学講座　教授

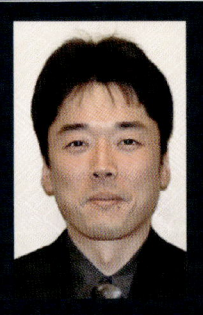

菊池　毅
愛知学院大学歯学部歯周病学講座　講師

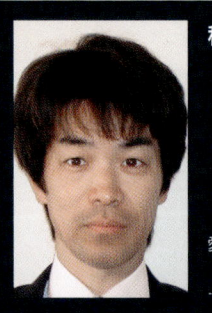

稲垣幸司
愛知学院大学短期大学部歯科衛生学科　教授
愛知学院大学歯学部歯周病学講座　准教授兼担

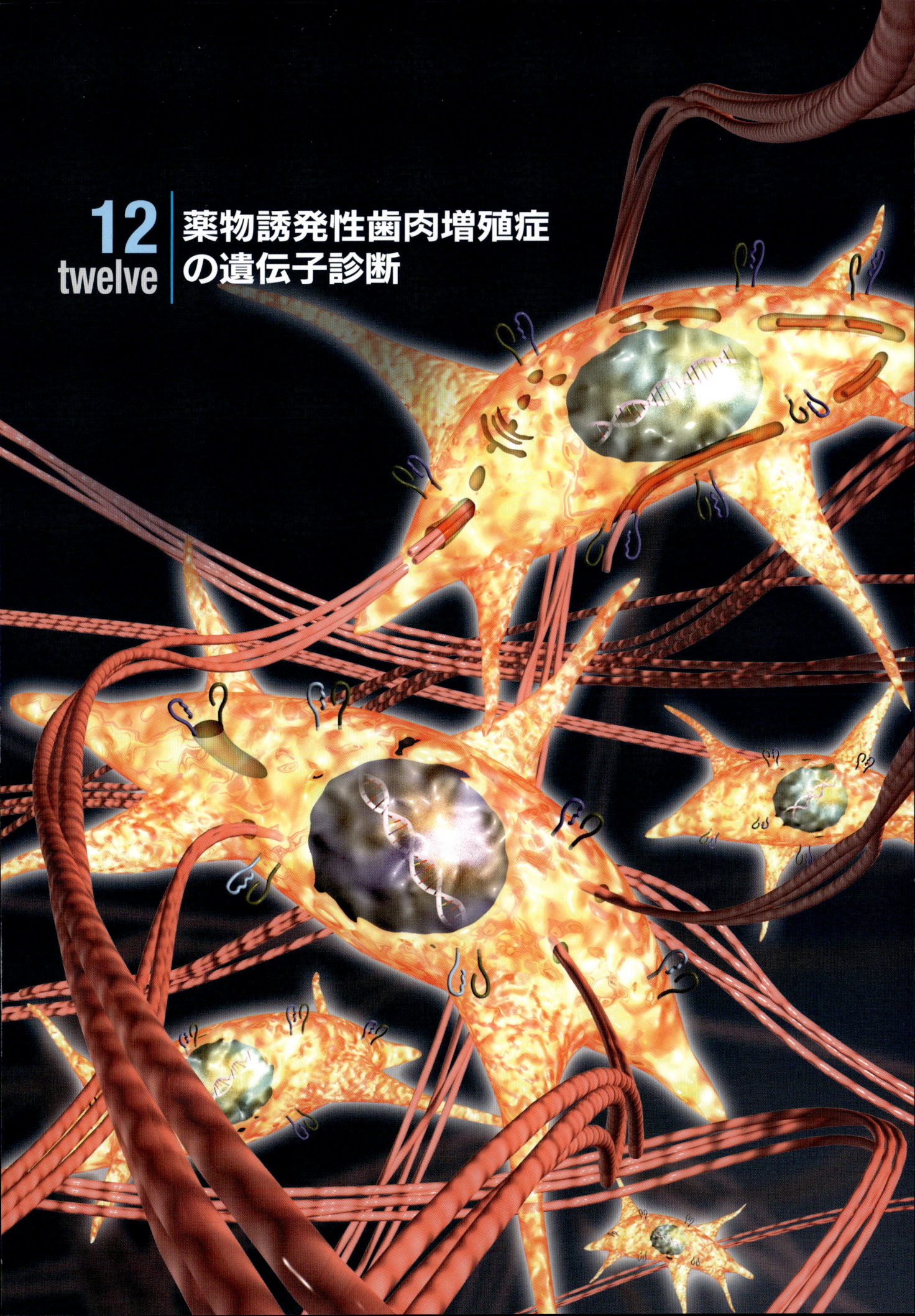

12 twelve | 薬物誘発性歯肉増殖症の遺伝子診断

The Illustrated Bioscience

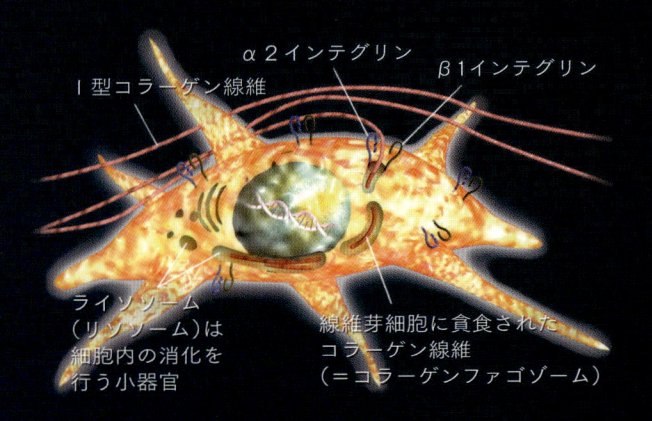

図1 コラーゲンファゴサイトーシスにおいて，α2インテグリンは，I型コラーゲン線維の受容体としてはたらく．

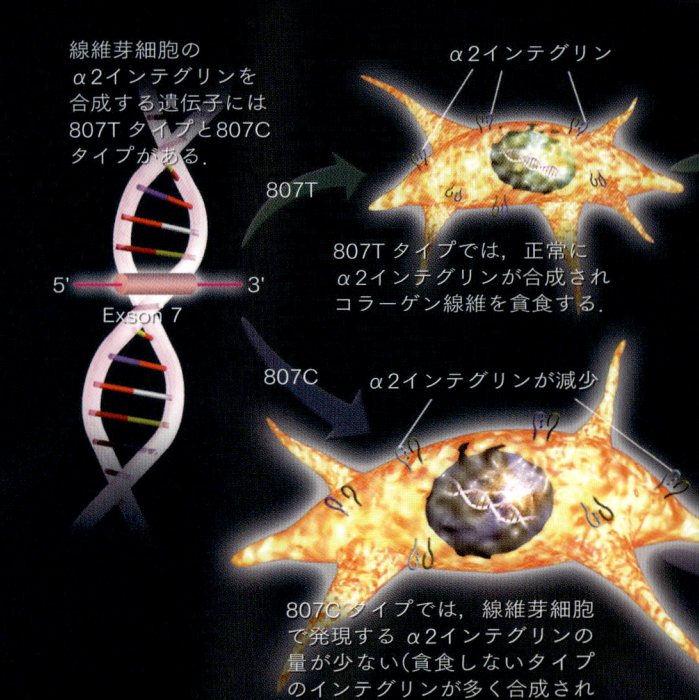

図2 α2インテグリン遺伝子多型は歯肉線維芽細胞で発現するα2β1インテグリン量およびコラーゲンファゴサイトーシスに影響する．

　歯肉結合組織で線維増生が起こる「薬物誘発性歯肉増殖症」は，降圧剤カルシウム拮抗薬，抗てんかん薬フェニトイン，免疫抑制剤サイクロスポリンAの副作用として知られている．「薬物誘発性歯肉増殖症」は，線維芽細胞膜上のI型コラーゲン線維の受容体としてはたらくα2β1インテグリン（細胞接着分子），とくにコラーゲン線維との結合部位をもつ「α2インテグリン」の発現抑制により，コラーゲンのファゴサイトーシス（貪食）が抑制され，コラーゲン線維の分解が抑制されることにより発症する．同インテグリンの発現は，一塩基多型（遺伝子の個人差・多様性）により支配され，歯肉増殖症の発症と相関する．

1．コラーゲンファゴサイトーシスにおけるα2インテグリンのはたらき

　歯肉結合組織の構成成分の主体はI型コラーゲン線維である．歯肉線維芽細胞によりそのI型コラーゲン線維の合成と分解がなされ，その恒常性が局所で維持されることで，歯肉の大きさや形が維持される．炎症がない組織でI型コラーゲン線維は，線維芽細胞の「コラーゲンファゴサイトーシス」（貪食）により分解されること，そして歯肉は，体のなかでもそのファゴサイトーシスが活発な組織であることが知られている．

　歯肉線維芽細胞膜上で発現する「α2インテグリン」（受容体）の発現量が薬物の長期服用により抑制されることで，歯肉局所でのコラーゲン線維の分解が著しく抑制され，結果的に結合組織中にコラーゲン線維が過剰に蓄積することで，薬物誘発性歯肉増殖症が発症するのである（図1,2）．

2．α2インテグリン遺伝子多型

　人それぞれの顔や体型が違うように，ゲノム情報は各個人で異なっている．そして遺伝子配列の違いによる個人差・多様性を遺伝子多型とよぶ．ゲノム配列が違う場

薬物誘発性歯肉増殖症の遺伝子診断 | 12

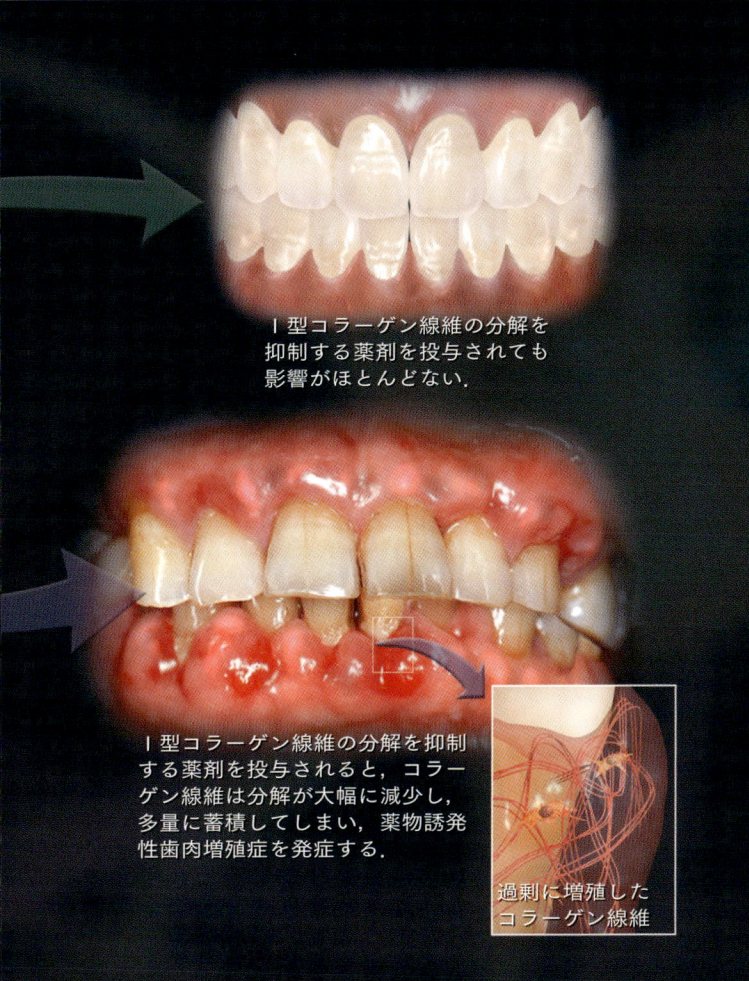

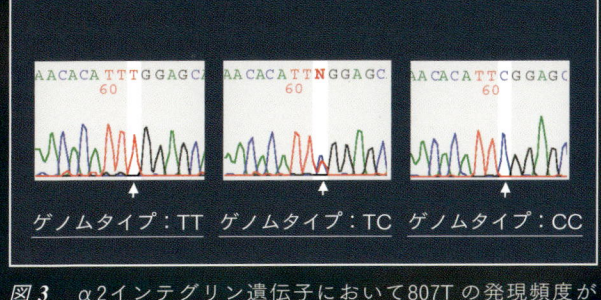

I型コラーゲン線維の分解を抑制する薬剤を投与されても影響がほとんどない.

I型コラーゲン線維の分解を抑制する薬剤を投与されると，コラーゲン線維は分解が大幅に減少し，多量に蓄積してしまい，薬物誘発性歯肉増殖症を発症する．

過剰に増殖したコラーゲン線維

ゲノムタイプ：TT　ゲノムタイプ：TC　ゲノムタイプ：CC

図3 α2インテグリン遺伝子において807Tの発現頻度が807Cよりも大きい．

表1 カルシウム拮抗剤服用患者（n＝136）における歯肉増殖症の有無による，α2インテグリン＋807部位の遺伝子型とアレルの発現頻度．

	歯肉増大症患者群 n(%)	対照群 n(%)	P	オッズ比
遺伝子型				
CC	43(59.7)	19(29.7)	2.17×10^{-5}	
TC	26(36.1)	25(39.1)		
TT	3(4.2)	20(31.2)		
アレル				
C	112(77.8)	63(49.2)	9.20×10^{-7}	3.61 (95%CI＝2.14–6.10)
T	32(22.2)	65(50.8)		

合，遺伝子産物（伝達物質や受容体など）そのものが異なる場合と，産物の発現量と様式の違いが生じる場合がある．「α2インテグリン」遺伝子では，産物の発現量の違いを生じさせる一塩基多型「α2 807T」または「α2 807C」の存在が知られ（図3），体質の違いの原因となっている．

たとえば，止血時間は正常範囲で2〜5分，軽度延長では5〜10分と個人差が大きく，「血が止まりにくい」などの体質として認識されている．血小板上でのα2インテグリン発現は止血に大きく関与するのだが，α2 807Cをもつ場合はα2 807Tに比べて血小板上でのインテグリン発現量が数倍少なく，その結果として止血時間の延長傾向が認められる．

3．α2 807Tまたは807Cと「薬物誘発性歯肉増殖症」

膜上でのα2インテグリン発現は抑制される．歯肉線維芽細胞膜で発現する同インテグリン量は，先述の血小板と同様に，α2 807Tまたは807C遺伝子に影響されると考えられる．807Tではインテグリン発現量は多く，807Cでは少ないと考えられる．薬剤服用によりインテグリン発現は抑制されるのだが，とくに807Cの遺伝子型を有するヒトは，歯肉線維芽細胞でのインテグリン量は大きく抑制され，結果的に歯肉局所でのコラーゲン線維の分解が極端に減少して，歯肉増殖症が発症すると考えられている（図2，表1）．

薬物誘発性歯肉増殖症の治療法は，薬剤変更や外科処置など対症療法が現在では主であるが，遺伝子多型解析を事前に行えば，遺伝子のリスクファクター（α2 807C）を有する患者では他剤を選択するなど，有効な予防処置を講じることが可能になるのである．

The Illustrated Bioscience

参考文献

1. Ogino M, Kido J, Bando M, et al. $\alpha 2$ integrin +807 polymorphism in drug-induced gingival overgrowth. J Dent Res 2005；84(12)：1183-1186.
2. Kataoka M, Kido J, Shinohara Y, Nagata T. Drug-induced gingival overgrowth - A review. Biol Pharm Bull 2005；28(10)：1817-1821.
3. Dickeson SK, Mathis NL, Rahman M, Bergelson JM, Santoro SA. Determinants of ligand binding specificity of the $\alpha 1 \beta 1$ and $\alpha 2 \beta 1$ integrins. J Biol Chem 1999；274(45)：32182-32191.
4. Kataoka M, Seto H, Wada C, Kido J, Nagata T. Decreased expression of $\alpha 2$ integrin in fibroblasts isolated from cyclosporine A-induced gingival overgrowth in rats. J Periodontal Res 2003；38(5)：533-537.
5. Jacquelin B, Rozenshteyn D, Kanaji S, Koziol JA, Nurden AT, Kunicki TJ. Characterization of inherited differences in transcription of the human integrin $\alpha 2$ gene. J Biol Chem 2001；276(26)：23518-23524.
6. Kunicki TJ. The influence of platelet collagen receptor polymorphism in hemostatis and thrombotic disease. Arterioscler Thromb Vasc Biol 2002；22(1)：14-20.
7. Perez-Tamayo R. Pathology of collagen degradation. A review. Am J Pathol 1978；92(2)：508-566.
8. Sodek J, Overall C. Matrix degradation in hard and soft connective tissues. In: Davidvitch Z (ed). The Biological Mechanisms of Tooth Eruption and Root Resorption. Birmingham: EBSCO, 1988：303-311.
9. McCulloch CAG, Knowles GC. Deficiencies in collagen phagocytosis by human fibroblasts *in vitro*: A mechanism for fibrosis? J Cell Physiol 1993；155(3)：461-471.
10. Kataoka M, Shimizu Y, Kunikiyo K, et al. Cyclosporin A decreases the degradation of type I collagen in rat gingival overgrowth. J Cell Physiol 2000;182(3):351-358.

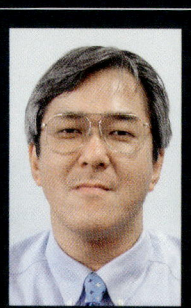

片岡正俊

（独）産業技術総合研究所健康工学研究部門
バイオマーカー解析研究グループ
研究グループ長

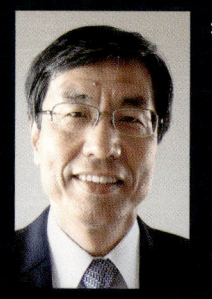

永田俊彦

徳島大学大学院ヘルスバイオサイエンス研究部
口腔科学教育部歯周歯内治療学分野　教授

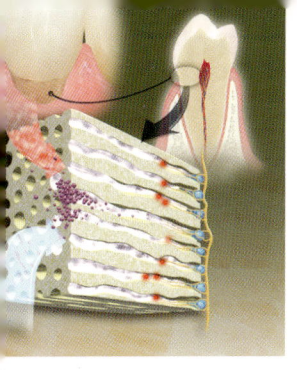

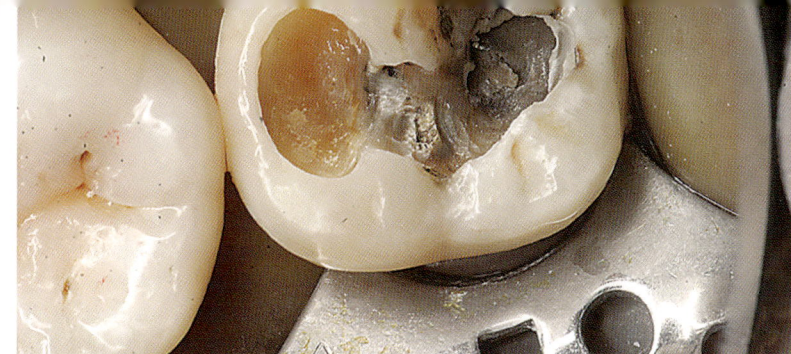

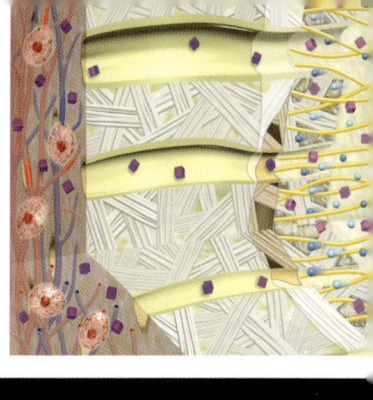

Part two | Illustrated Clinical Science

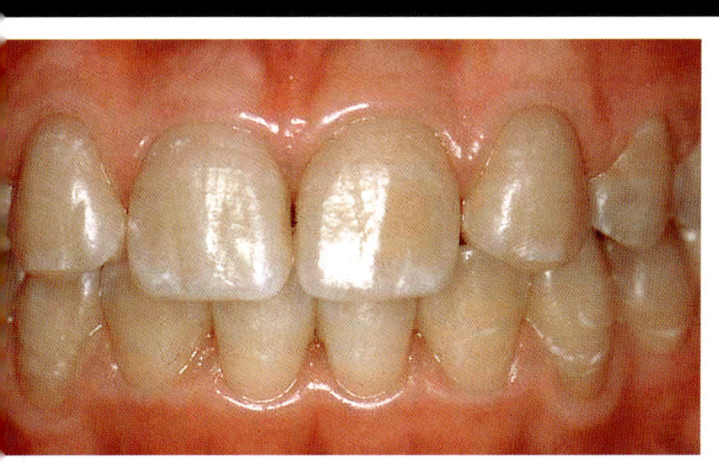

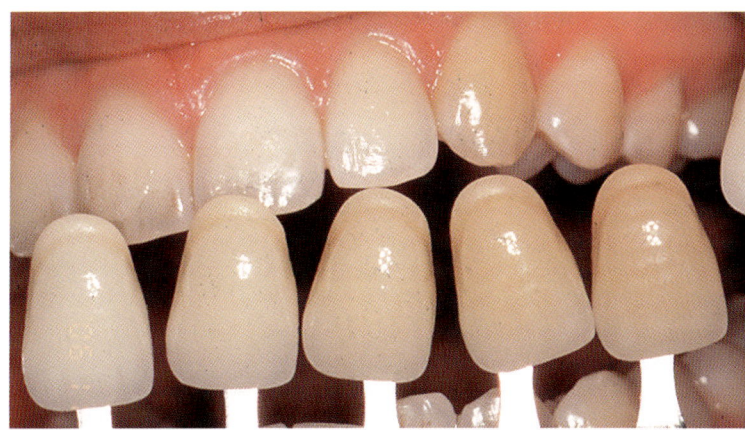

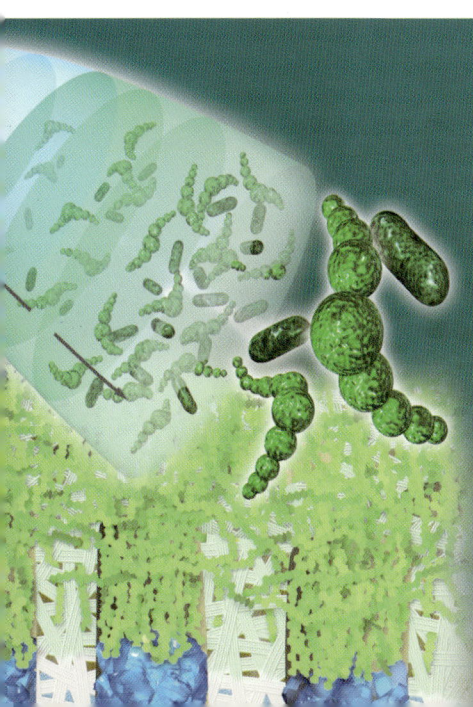

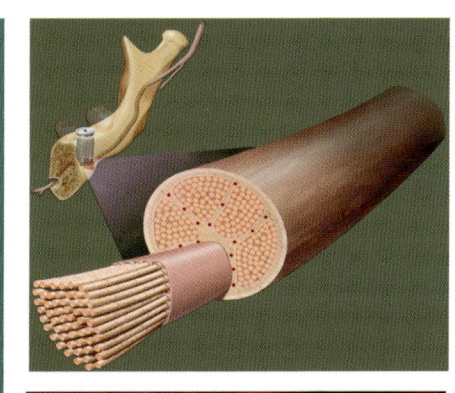

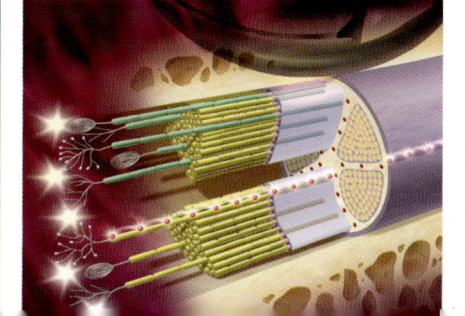

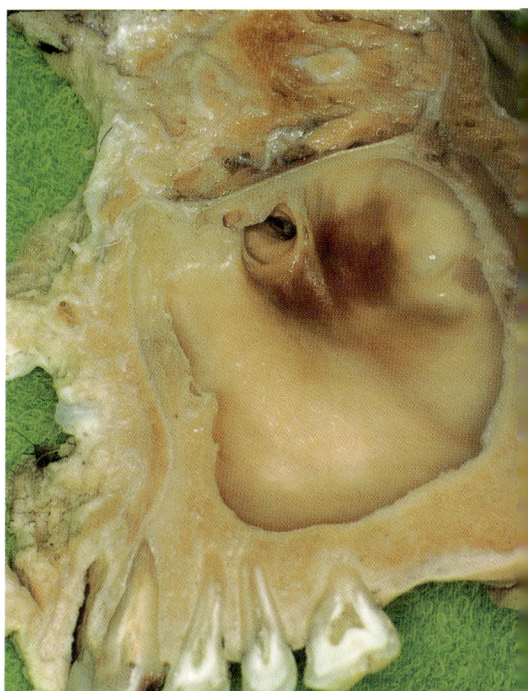

13 thirteen | 象牙質知覚過敏症

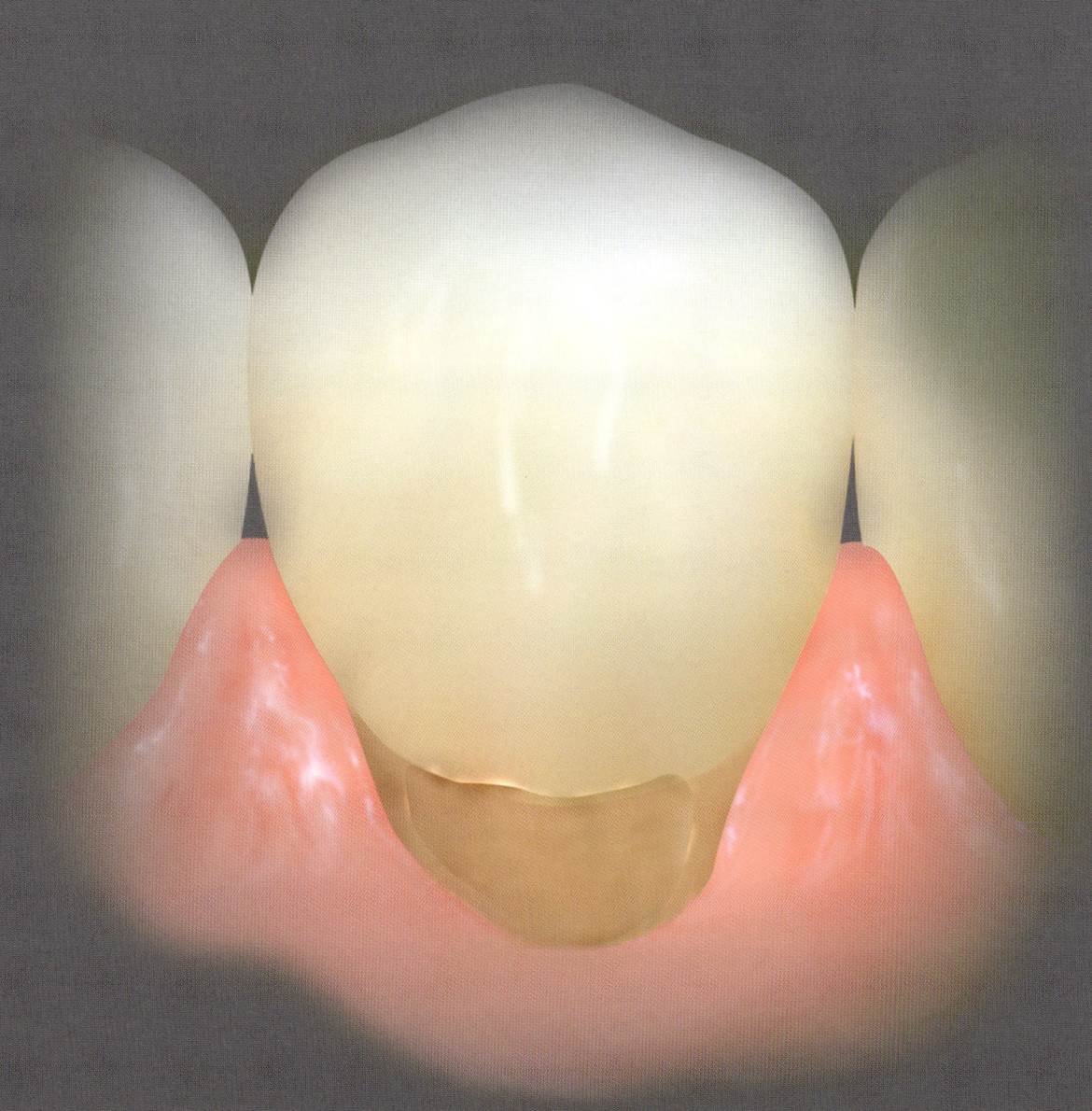

The Illustrated Clinical Science

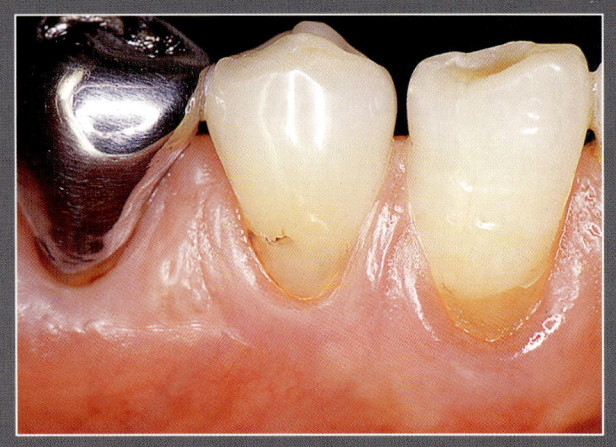

図1 日本人に典型的な口腔内．⑤にクラウン，④に辺縁が着色したレジン，③に知覚過敏が認められる．

象牙質知覚過敏症の本態が，象牙細管の露出にともなう細管内の歯髄液の移動（図2ⓓ）に起因すると考えるのならば，これをいかにして封鎖するかが，この疾患に対する処置法の第一選択となる．知覚過敏帯の開口した象牙細管を直接，あるいは石灰化によって間接的に封鎖することが可能な塗布材あるいは歯磨材の応用（図2ⓖ）が現在では多く行われている．

1．臨床で頻繁に遭遇する象牙質知覚過敏症（図1）

歯頸部付近で，とくにう蝕や硬組織の欠損が認められてなくても，水や冷気にしみると患者が訴える症例がある．また，チェアサイドで歯頸部にエア，注水あるいはその部を擦過すると，鋭い疼痛を患者が訴える症例もある．これは，臨床的に歯頸部の知覚過敏とされている症状であって，患者の訴えは比較的強く，臨床医にとって対処に困ることもしばしばである．その原因と実態を知ることが，象牙質知覚過敏への適切な対処法を理解することにつながる．

2．罹患の状況

歯頸部付近の歯質に原因があって，その部の知覚亢進として患者が訴えるものが象牙質知覚過敏症である．歯の痛覚の機構については，これまでいくつかの説が唱えられてきたが，そのなかでも「動水力学説」（hydrodynamic theory）がもっとも理解しやすい．一般に，痛みという感覚が生ずるためには，末梢では少なくともある種の刺激とその刺激を受けとる受容器が必要である．歯の痛みの受容器とされている神経終末は，歯髄あるいは一部象牙質内にも認められている（図2ⒶⒷ）．Brännström ら[1] は，象牙細管内（図2ⒸⒹ）に存在している組織液（図2ⒹⒺ）の存在に着目し，象牙質表面に加えられた侵害刺激（図2ⒺⒻ）がこの組織液に流れを生じさせ，付近に分布した神経終末に刺激を伝える要因となるという可能性を示した．この説は象牙細管内の組織液の移動ということから，「動水力学説」とよばれ，歯痛の機構として理解されている．

象牙質知覚過敏と鑑別を要する疾患としては，歯肉に生じた知覚過敏と歯髄炎がある．歯肉に炎症があれば，塗布麻酔で軟組織の知覚を遮断してからエアによる刺激などを与えると，歯肉の知覚が消失しているので診断は容易となる．また，歯髄炎との鑑別は，疼痛の持続性がポイントとなり，象牙質知覚過敏症の痛みは刺激に対して一過性であるが，これが持続性あるいは自発痛を生じる場合には歯髄炎を疑う．

この知覚過敏症状は，象牙質の露出にともなうものであるが，象牙質が露出されたとしても必ずしも知覚過敏症を生ずるわけではなく，露出象牙質の面積や深さとも相関はない．部位的には上顎の犬歯・小臼歯・下顎の前歯部に多く，季節的には冬季から春先の口腔内温度と外気温との差が大きい時期に出現頻度が高い．年齢的には20歳から多く認められるが，逆に50歳からは減少の傾向にあり，男性より女性に多く，さらに精神状態などの因子も本疾患の発現と関連性があるとされている．

3．処置の考え方

象牙質知覚過敏症の痛みは，象牙細管が口腔内に露出することに起因するので，外部からの侵害刺激が象牙細管に及ばないようにすることが基本的処置方針となる．すなわち，露出した象牙細管を物理的に閉鎖することが重要であり，そのためには，細管開口部を人工物で閉鎖する（図2ⓖ），あるいは歯髄の生活反応によって象牙細管内に無機物を沈着あるいは修復象牙質を形成させることが必要となる．ただ，生体の生理現象による知覚亢進の軽減は理想的であるが，即効性に乏しいという欠点がある．すなわち，象牙質の露出が石灰化による防御機構の発動と比較して速いため，病状の進行がなかなか抑制されないのである．したがって，早期の効果と確実性から，人工物による象牙細管の閉鎖が有効と考えられる．

その場合，歯の形態の回復を考えなければならないほどの歯質の欠損があれば，修復物で処置する方法をとらざるを得ないので，その処置方針の考え方はむしろ容易である．しかし，多くの臨床医はこの象牙質知覚過敏症

象牙質知覚過敏症 | 13

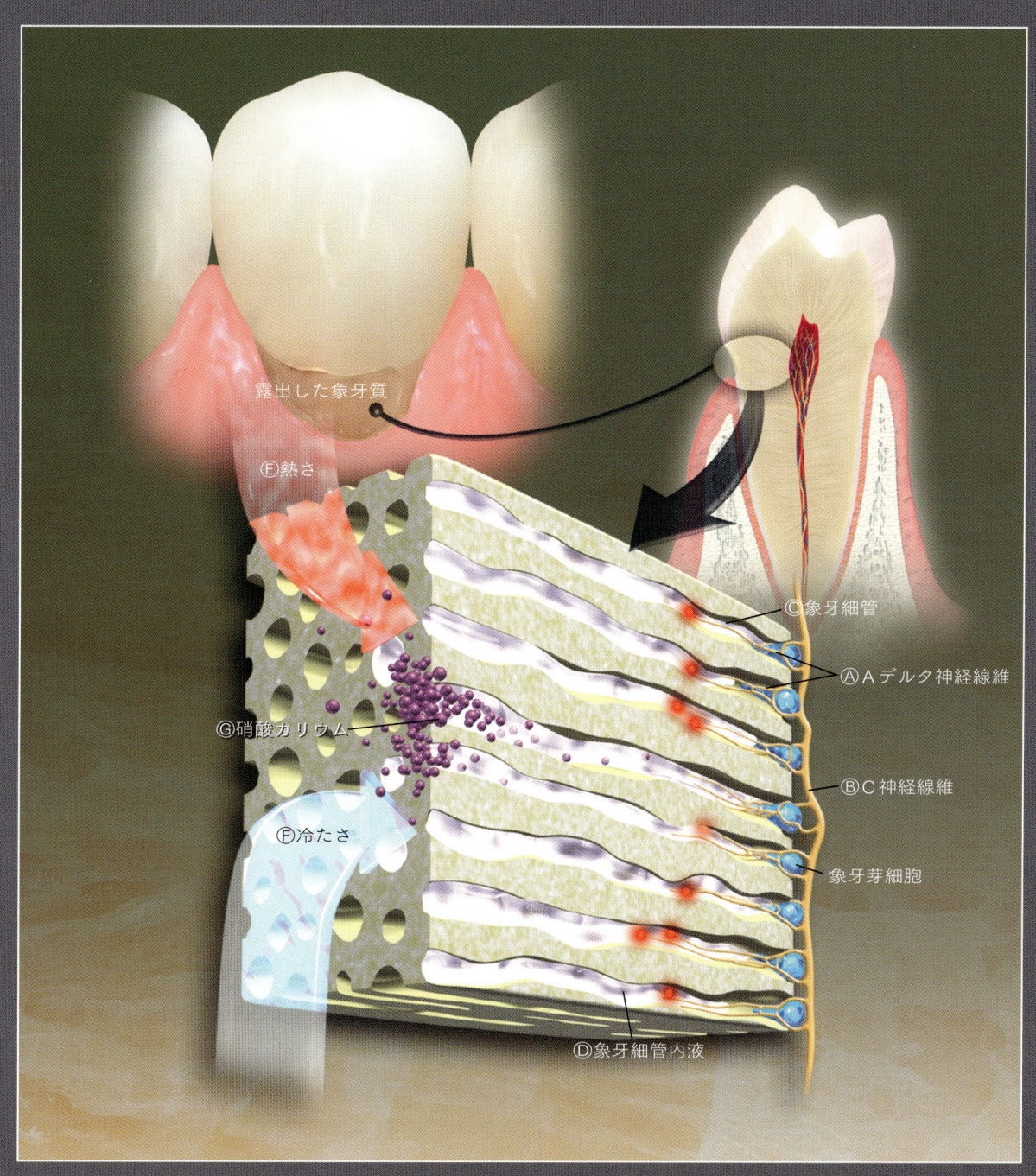

図2 象牙質知覚過敏症を動水力学説から説明すると，温熱刺激，擦過あるいは化学物質が露出部にふれることによって，細管内の液体の移動が生じる．これが象牙芽細胞周囲のAデルタ神経線維を刺激して痛みとして伝達される．そこで，硝酸カリウムなどで細管を封鎖することが，治療法のひとつとなる．

が歯質欠損の少ない症例に併発した場合に，その部の健康な歯質を切削して窩洞形成・修復という処置をとることにためらいを感じていることが多いのもまた事実であろう．

現在，主に行われている象牙質知覚過敏症の処置は歯髄保存を前提とし，その知覚過敏の程度に応じて薬剤法・包帯法・イオン導入法・レーザー照射などを行うことで，症状の軽減を図っている．象牙質表面の知覚過敏

帯に，樹脂系あるいは有機質に作用するコーティング材を塗布する製剤も頻用されている．また，その効果には即効性はないものの，知覚過敏対策用の歯磨材の継続使用も，知覚過敏あるいは酸蝕歯の予防に効果があるとされている．

参考文献
1．Brännström M, Aström A. The hydrodynamics of the dentine: Its possible relationship to dentinal pain. Int Dent J 1972；22(2)：219-227.

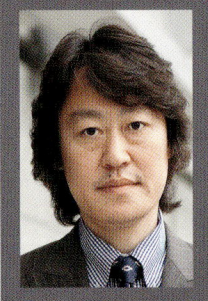

宮崎真至

日本大学歯学部保存学教室修復学講座　教授

14 fourteen | 象牙質再石灰化

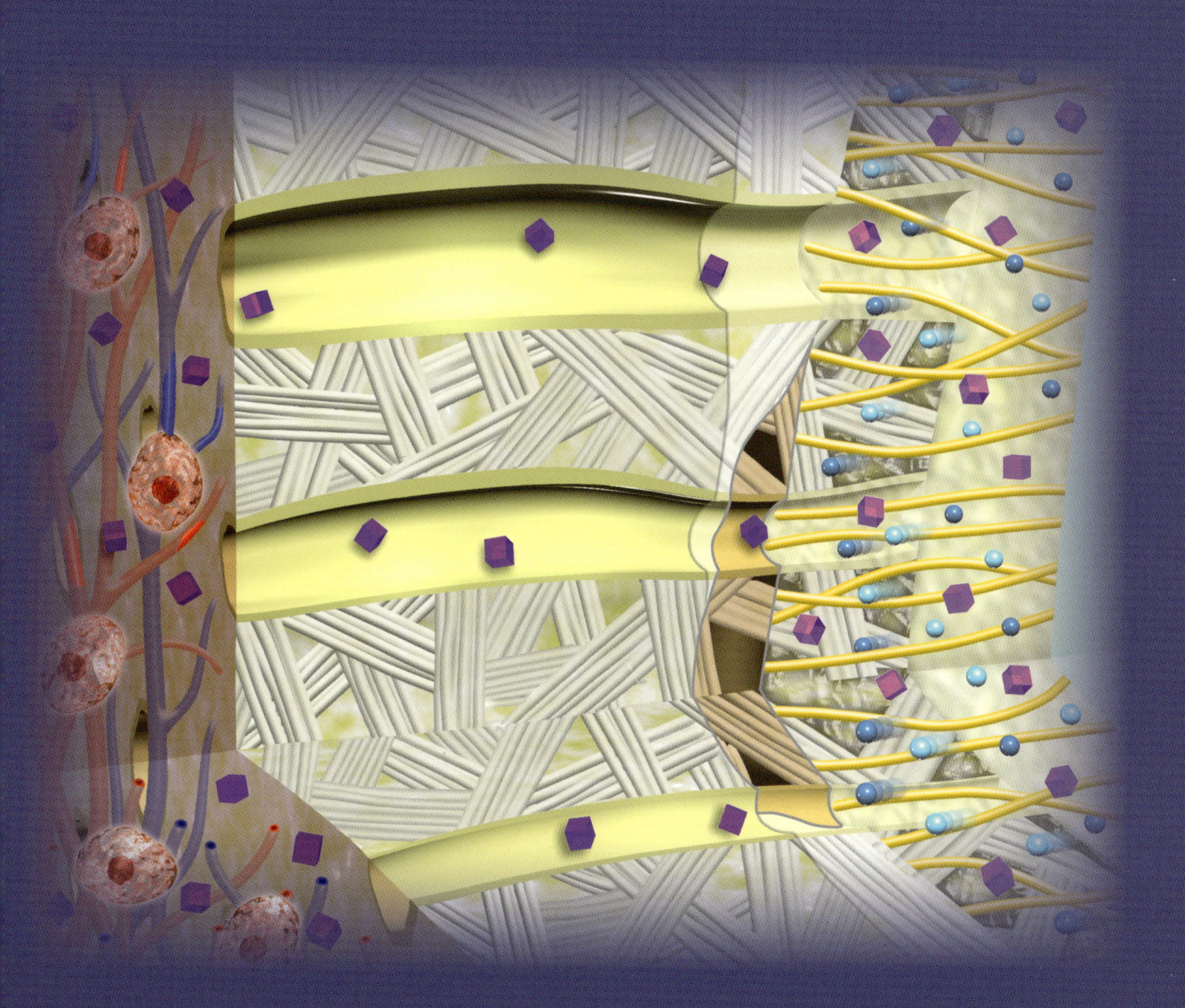

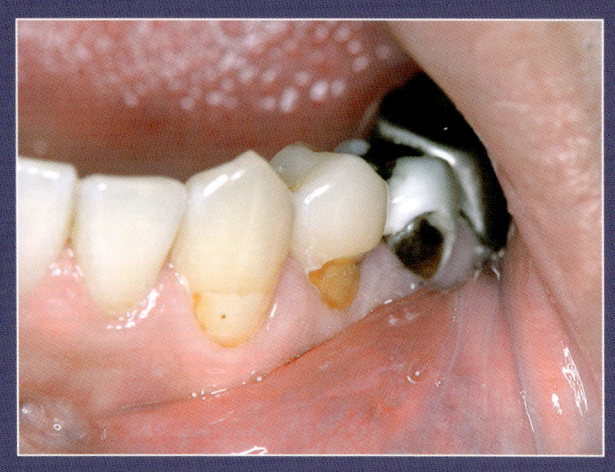

図1 ③は修復物が脱落しており，歯頸部のコンポジットレジン修復物辺縁部に着色がみられる．④は修復物が脱落しており，⑤は修復物が脱落後そのまま放置していたとのことで，大きなう蝕が存在する．

脱灰象牙質には，ボンディング材が浸透していないナノサイズのスペース（図2Ⓐ）が存在している．この部分を再石灰化し，修復物が長期間口腔内に維持して機能することができれば，歯科臨床に大きく貢献できるものと思われる．脱灰象牙質の再石灰化は，高齢社会で，自分の歯で咀嚼でき，義歯から解放され，誤嚥を防止する，など口腔内にとどまらず全身の健康にも貢献できると考えている．

1．接着修復物の脱落・修復物周囲の二次う蝕（図1）

接着性修復の分野において，これまではすぐれた浸透性・接着性をもつ接着性モノマーの開発に重点がおかれてきた．しかしながら，接着界面の耐久性には，改善の余地が大いにある．そこで，象牙質再石灰化能を有する接着性モノマーあるいはフィラーを臨床に用いることができれば，接着性修復物の耐久性を高めることができると考える．

2．接着性修復物脱落の原因は？

う蝕の「早期発見・早期治療」ではなく，初期う蝕に対して予防・管理を実践することが歯の寿命を延伸する，という概念が近年広まりつつある．これは「う蝕＝切削治療」の概念からの脱却を意味し，歯科医療に携わる者にとっての最終目標でもある．

しかしながら，上部写真のように，不幸にもう蝕が進行して修復処置が必要となる場合や，修復処置を行っても二次う蝕が発生して再修復処置が必要になる場合には，再び修復材料に頼らざるをえないのが現状である．日野浦は，初期う蝕の発症から抜歯により歯を喪失するまでの一連のサイクルを「repeated restoration cycle」と定義し，この一方通行のサイクルの進行を遅くすることが，歯の寿命を延ばすために必要であるということを述べている[1]．そのためには，修復材料の改良および技術の進歩が必要不可欠である．

最近では，今里により開発された抗菌性モノマー「MDPB」を配合することにより，修復材料の耐久性を高めることを目的とした接着修復材が臨床に用いられるようになり，接着性修復材料の多機能化が進んでいる[2]．

しかしながら，接着修復物の脱落，修復物周囲の二次う蝕などに対する長期的な耐久性という点で，接着修復材料には改善すべき点が多い．佐野らは，脱灰象牙質においてボンディング材が浸透していないナノサイズのスペース（図2Ⓐ）が存在し，この部分から経時的に修復材の崩壊が始まることを報告している[3]．

3．接着性修復材料の改良

一方，接着の対象となる象牙質においては，象牙質リンタンパク質が石灰化・再石灰化に重要な役割を果たしていることが明らかになっている．これまで筆者らは，結合型象牙質リンタンパク質あるいは脱灰象牙質基質の，準安定溶液中での高い再石灰化誘導能について報告してきた[4]．これらの知識・技術の蓄積をもとに，象牙質再石灰化誘導活性を有する接着性モノマーの開発を行っている．まだ途中経過ではあるが，良好な結果を得ており，高い象牙質再石灰化誘導能を有した接着性モノマー（図2Ⓑ）を含有するボンディング材の開発ができるものと考えている．

また，S-PRGフィラー（フィラー表面に安定したグラスアイオノマー相を形成させる技術）が開発され，臨床に用いられている．S-PRGフィラーは，すぐれたフッ化物徐放性を有することが報告されており，あわせてリチャージ機能ももっている．また，フッ化物だけではなく，シリカ，ストロンチウムなどの多くのイオン（図2Ⓒ）を含有し，それらを放出することも特徴の1つである．とくにシリカは，高い象牙質再石灰化誘導能をもつことが知られている[5]．また，ストロンチウムは骨吸収抑制および骨形成促進などの薬理作用を有し，骨補填剤への応用が期待されており，歯科においてもその応用が期待されている．

象牙質再石灰化 | 14

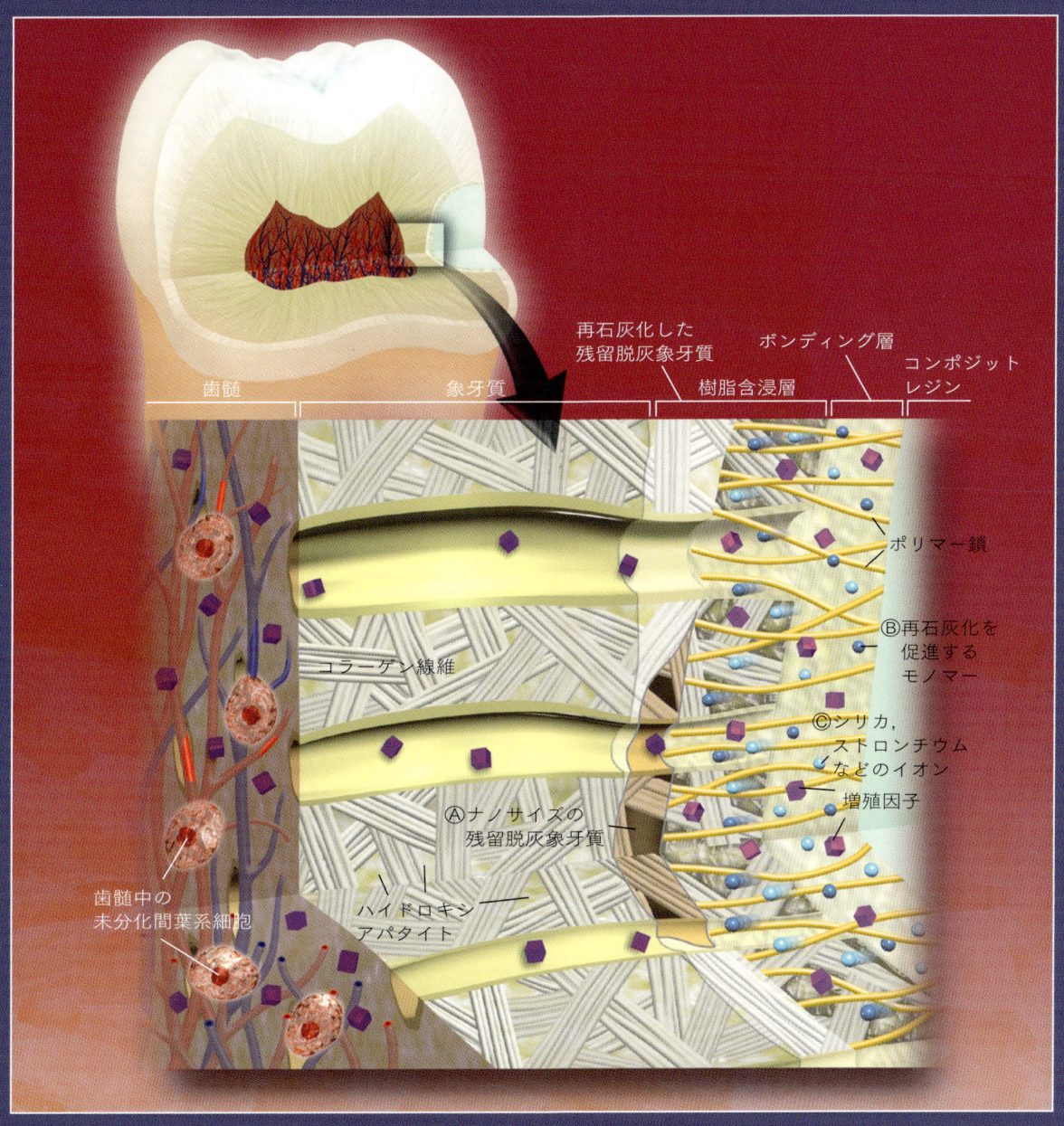

図2 樹脂含浸層底部の脱灰象牙質には，ボンディング材が浸透していないナノサイズのスペースが存在している．

修復材を長期間口腔内に維持し，機能させることができれば，歯科臨床に大きく貢献するものと思われる．これらは，高齢社会において自分の歯で咀嚼でき，さらに，義歯から解放され，誤嚥を防止するなど，口腔の健康にとどまらず全身の健康にも貢献できると考えている．

The Illustrated Clinical Science

参考文献

1. 小松久憲・監著．稲葉大輔，柘植紳平，松井みどり，日野浦光，守友靖子，武内博朗，阿部井寿人，泉福英信，花田信弘，寺中敏夫・著．初期う蝕のマネージメント：う蝕を進行させないために．東京：クインテッセンス出版，2004．
2. Imazato S, Kuramto A, Takahashi Y, Ebisu S, Peter MC. In vitro antibacterial effects of dentin primer of Clearfil Protect Bond. Dent Mater 2006；22(6)：527-532.
3. Sano H, Yoshiyama M, Ebisu S, et al. Comparative SEM and TEM observations of nanoleakage within the hybridlayer. Oper Dent 1995；20(4)：160-167.
4. Saito T, Yamauchi M, Crenshaw MA. Apatite induction by insoluble dentin collagen. J Bone Miner Res 1998；13(2)：265-270.
5. Saito T, Toyooka H, Ito S, Crenshaw MA. In vitro study of re-mineralization of dentin: Effects of ions on mineral induction by decalcified dentin matrix. Caries Res 2003；37(6)：445-449.

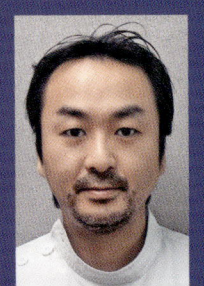

伊藤修一

北海道医療大学歯学部口腔機能修復・再建学系う蝕制御治療学分野　准教授

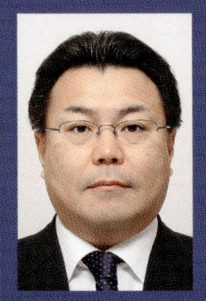

斎藤隆史

北海道医療大学歯学部口腔機能修復・再建学系う蝕制御治療学分野　教授

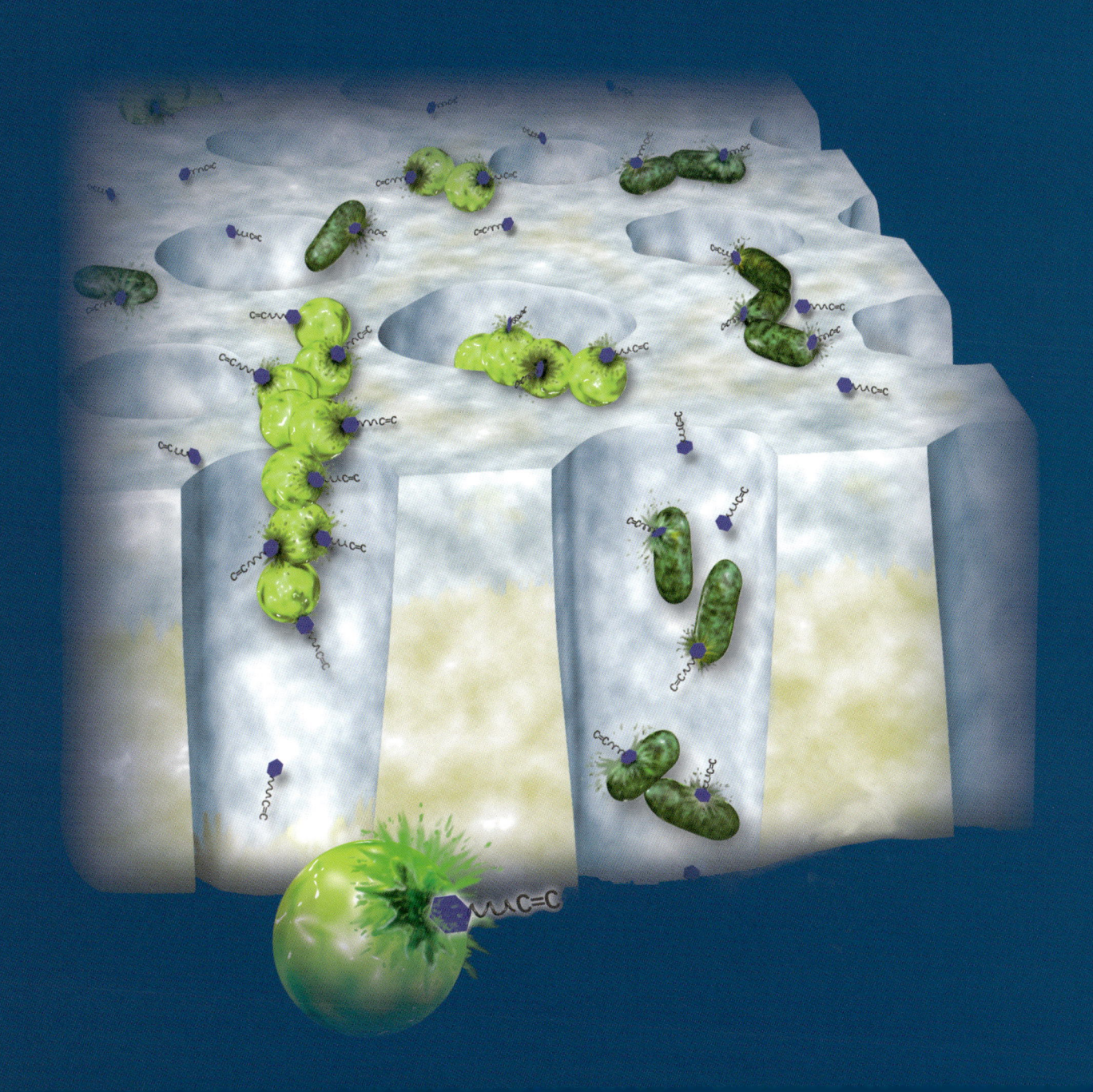

15 fifteen | 抗菌性モノマー配合プライマー

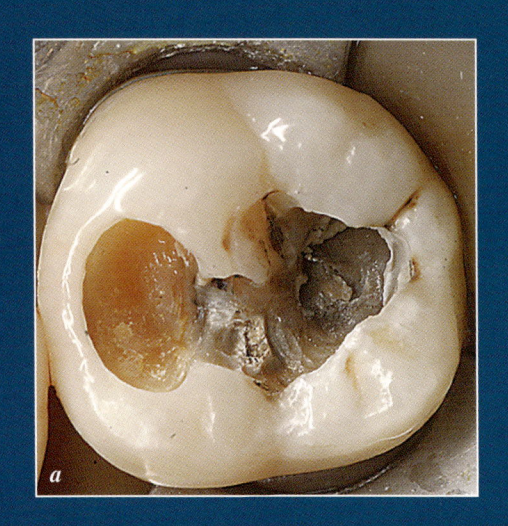

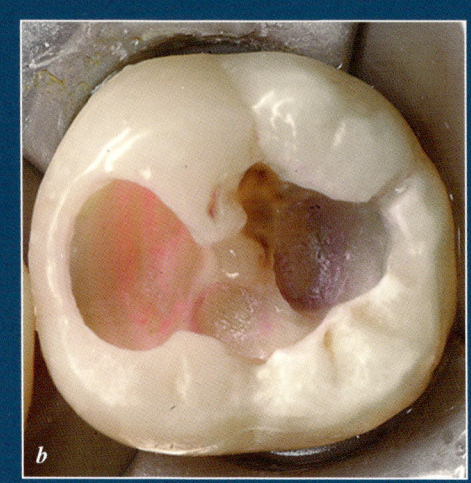

図1 a：二次う蝕によりアマルガム修復を撤去し，う蝕の除去を行った．*b*：しかし，感染歯質を十分に除去できたかどうか疑わしい．

　筆者らが開発した抗菌性モノマー「MDPB」(methacryloyloxydodecylpyridinium bromide)を応用して，世界初の抗菌性を備えた接着システムが実用化された．この接着システムでは，未重合状態の「MDPB」が発現する抗菌作用が，二次う蝕のリスクを低減し，より多くの症例での歯髄保存の可能性をもたらしている．しかも，「MDPB」は重合して硬化したレジンの一部となるので，修復処置後には抗菌成分が接着界面に固定化されて溶出せず，長期的に安定した接着性が得られる．「MDPB」配合接着システムは，これまでにない抗菌性というバイオロジカルな機能を付与しながら，接着耐久性を両立させた新次元の修復材料である．

1．窩洞内の残存細菌を処理するには

　現在，象牙質の細菌感染を直接的に評価できる臨床的診断法は存在しないため，深く進行したう蝕の除去やMI窩洞の形成においては，感染歯質の必要十分な除去が疑わしい場合が多い（図1）．

　欧米に引き続いて2006年にわが国でも市販が開始された，世界初の抗菌性を備えた接着システム（クリアフィルメガボンドFA，欧州名Clearfil Protect Bond，米国名Clearfil SE Protect）は，筆者らが開発した抗菌性モノマー「MDPB」を配合したセルフエッチングプライマーを採用し，窩洞殺菌効果というバイオロジカルな作用が付加された，従来にはない修復材料である．「MDPB」による窩洞の殺菌と信頼性の高い接着の実現は，感染症としてのう蝕の理想的な治療と言える．

2．殺菌作用をもつレジンモノマーMDPB

　「MDPB」は，殺菌剤である第四アンモニウムに重合性基を導入して合成されたレジンモノマーであり，未重合状態では通常の第四アンモニウムと同様の強い殺菌効果を発揮する（図2Ⓐ）．したがって，「MDPB」を配合したセルフエッチングプライマー（図2Ⓒ）で窩洞を処理した際には，未重合状態の「MDPB」が有する殺菌作用により，窩洞内に残存する細菌（図2Ⓓ）を死滅させることができる．

　セルフエッチングプライマーは酸であるため，元来，多少の抗菌作用を有しているが，耐酸性が強い*Lactobacillus*などにはほとんど無効である．これに対して，第四アンモニウムの誘導体である「MDPB」は，抗菌スペクトルが広く，う窩中に存在するさまざまな細菌に強い殺菌作用を示す．しかも，その効果は，細菌の細胞壁破壊によるものであるため（図2Ⓔ），きわめて短時間に発現される．すなわち，「MDPB」を配合するプライマーは，それを塗布して窩洞を処理している間に，エッチング・プライミング作用と同時に即時的な窩洞殺菌効果を発揮するのである．プライマー自身が抗菌効果を発現する設計は，窩洞消毒剤を用いて前処理を行う場合と比べると，ユーザーフレンドリーであるだけでなく，接着阻害要因となる唾液や浸出液による被着面の汚染の機会を減らせるという点でも有利である．

3．接着性能を損なわない抗菌活性分子MDPB

　レジンモノマーである「MDPB」は，プライミング後のボンディングレジンの塗布・光照射により接着システム

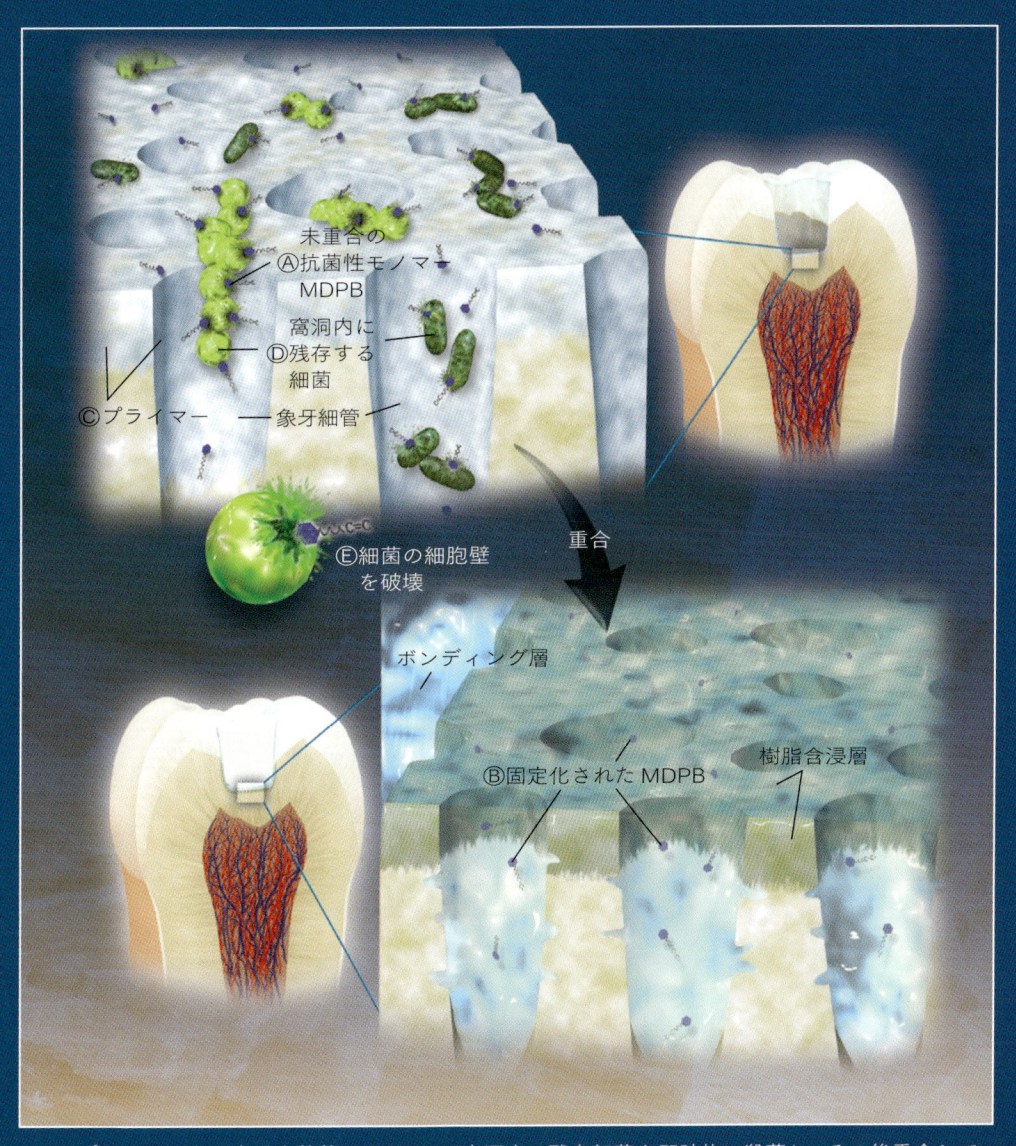

図2　プライマー中の未重合状態のMDPBが窩洞内の残存細菌を即時的に殺菌し，その後重合して，接着界面に固定化される．

が硬化した後には，他のモノマー成分と同様に重合する．そのため，通常の抗菌剤とは異なり，接着性の点で悪影響をもたらすことがない．

しかも，「MDPB」は，重合した後には硬化したレジンの一部分となるので，抗菌成分がレジン中にフリーの状態で埋め込まれるのではなく，接着界面に固定化されることになる(図2 Ⓑ)．この点が，通常の抗菌剤を配合する場合と大きく異なるユニークな点である．固定化された「MDPB」は，接着システムの硬化後も溶け出さないので，安定した接着界面が維持されるのである．

4．これからの接着──バイオアクティブボンディング

このように，抗菌性モノマー「MDPB」を配合したプライマーを用いた接着処理では，窩洞の殺菌と同時に良好な接着耐久性を実現できる．これによって，高い歯質接着性にバイオロジカルな作用が付加された高次元な接着，いわゆる「バイオアクティブボンディング」が可能となる．こういった，疾病の予防や制御，治癒の促進などの薬理作用を兼ね備えた修復材料は，今後の修復治療を大きく変えていく可能性を秘めており，「MDPB」はその先駆けとなるモノマー(分子)である．

参考文献

1. Imazato S, Kinomoto Y, Tarumi H, Torii M, Russell RRB, McCabe JF. Incorporation of antibacterial monomer MDPB into dentin primer. J Dent Res 1997;76(3):768-772.
2. Imazato S. Antibacterial properties of resin composites and dentin bonding systems. Dent Mater 2003;19(6):449-457.
3. Imazato S. Bio-active restorative materials with antibacterial effects: New dimension of innovation in restorative dentistry. Dent Mater J 2009;28(1):11-19.
4. Pashley DH, Tay FR, Imazato S. How to increase the durability of resin-dentin bonds. Compend Contin Educ Dent 2011;32(7):60-64.
5. Imazato S, Chen J-H, Ma S, Izutani N, Li F. Antibacterial resin monomers based on quaternary ammonium and their benefits in restorative dentistry. Japanese Dental Science Review 2012;48(2):115-125.
6. 今里聡. 抗菌性を備えた新次元の接着システム：時代は強い接着から二次う蝕のリスク低減へ. In：今日の歯科事情を考える：予防歯科・歯内療法・修復治療・画像診断. 東京：クインテッセンス出版, 2007：109-117.
7. 福西一浩, 今里聡, 南昌宏. 新世代の修復材料：クリアフィルマジェスティとクリアフィルメガボンドFA. In：松村英雄, 田上順次・監修. 別冊 the Quintessence 接着 YEAR BOOK 2006. 2006：21-28.

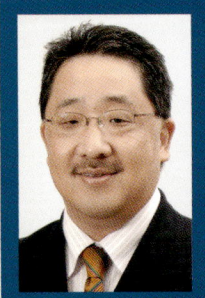

今里　聡

大阪大学大学院
歯学研究科顎口腔機能再建学講座
（歯科理工学教室）　教授

16 sixteen | ホワイトニングが歯の表面構造に与える影響

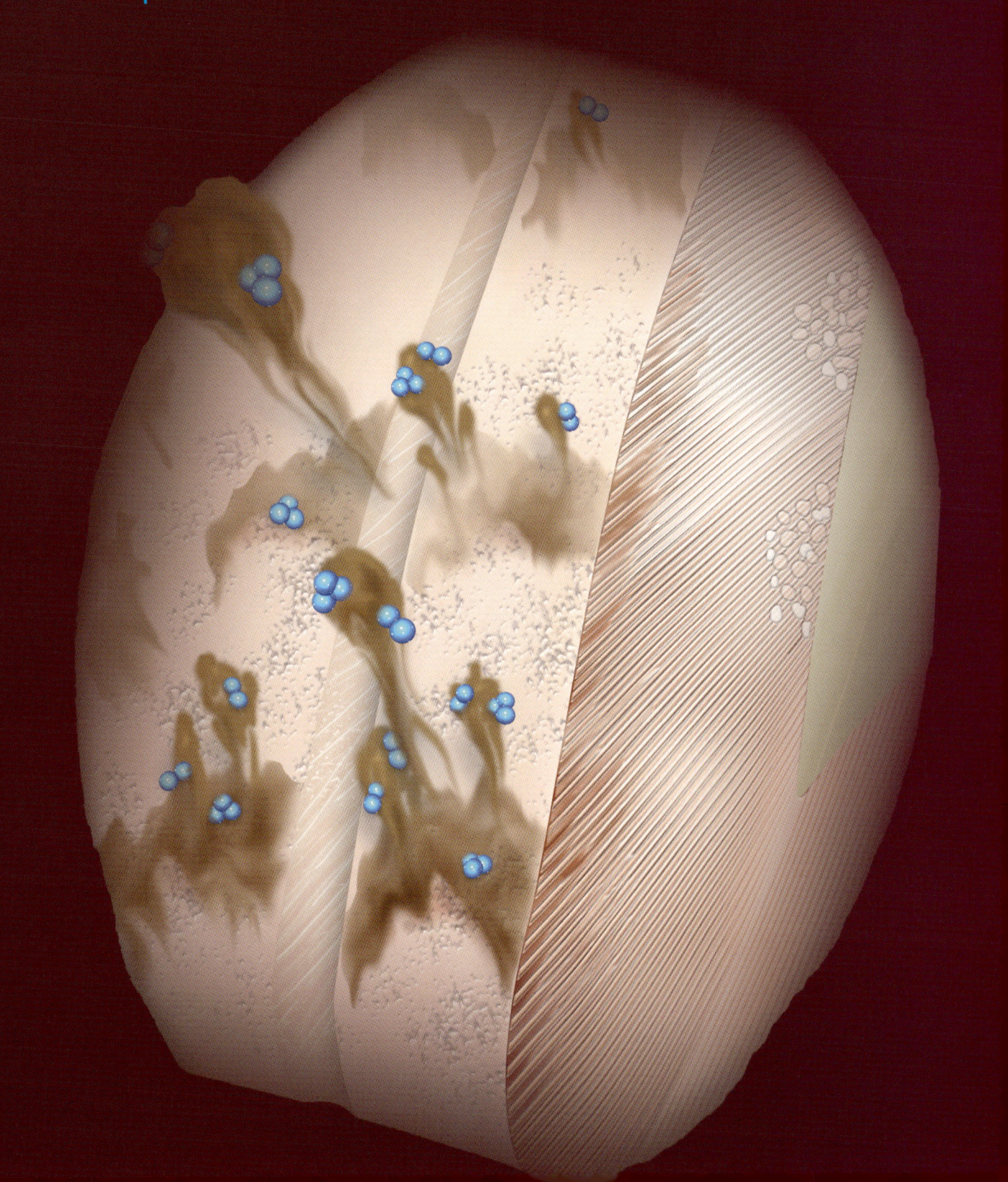

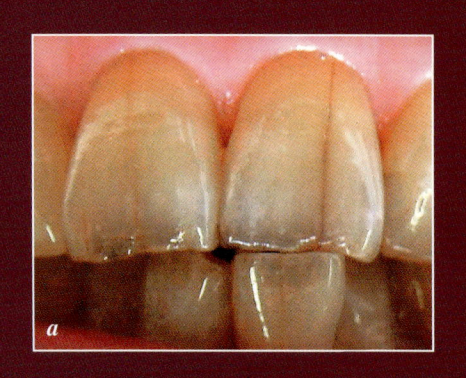

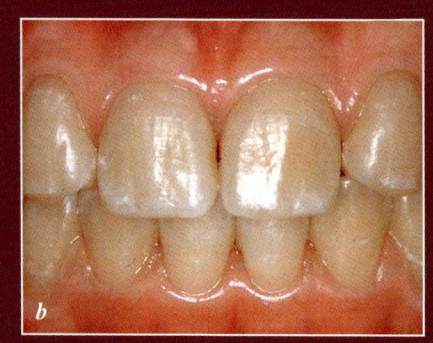

図1 a：永久歯前歯部エナメル質には目で見えない亀裂が多数存在している．加齢にともない，亀裂は幅・深さが増して，その後，肉眼でも確認できるようになる．*b*：また，若くとも着色が見られる場合も多い．

「明眸皓歯，髪白歯黄」という中国の諺がある．若いときは歯が白いが，加齢とともに髪は白くなり，歯は黄ばんでくるという意味である．このように加齢にともなう歯の審美的障害が古くから指摘されている．

近年，さまざまな原因による着色歯や軽度の変色歯の色調を改善するためにオフィスホワイトニングやホームホワイトニングが用いられている[1]．わが国では歯面清掃補助材として数種類の漂白剤が販売されている．基本的にはオフィスホワイトニングでは過酸化水素水や酸化チタン(図2Ⓐ)が，また，ホームホワイトニングでは過酸化尿素が使われている．これらの漂白剤のはたらきは，エナメル質表面に残留している色素や汚れを酸化したり，分解したりすることによって漂白効果が得られている(図2Ⓑ)．歯の漂白の実現により，歯質を削らなくて歯がきれいになれるということは，長年にわたり歯の色調で悩んでいた人びとにとって朗報である．

1．歯面の着色を改善するには

臨床ではさまざまな原因による着色歯や軽度の変色歯に遭遇する．図1aのような亀裂をともなった歯面の着色は，オフィスホワイトニングを行うとよい．それでも着色が消失しない場合は，亀裂部分を削除し，フロアブルレジンで充填する．また，図1bのような歯の変色は，PMTCののちホームホワイトニングで対応できる．

2．歯面の着色とホワイトニングの機序

ヒトの歯の色は，結晶性の高いエナメル質を有する場合は，象牙質の色調が反映され，淡い絹色をしている．しかし加齢やエナメル質表面の汚れにより，黄ば味を帯びてくる．これらの原因にはさまざまな要素があるが，なかでもエナメル質に生じた亀裂による影響が大きいと考えられる(図2Ⓒ)．筆者らの研究調査では，10代からエナメル質に微細な亀裂がすでに生じて，その後増え続け，50代以上ではすべての歯に亀裂が生じるという結果が得られた[2,3]．色素(図2Ⓓ)や細菌(図2Ⓔ)などが亀裂に浸入し，歯質を変色させると思われる．

一方，臨床家は，漂白効果を追求するなかで，漂白処置による歯質への影響について理解する必要がある．Goldstein[4]は，歯の漂白時エナメル質表層において過酸化水素が分解し，フリーラジカルがエナメル－象牙境まで浸透し，象牙質内部の有色物質を分解して漂白作用を生じると述べている．しかし，この理論を裏づける詳細な研究があるとはいえない．

3．エナメル質表面の性状変化

漂白剤は，過酸化物などにより構成されているため，エナメル質表面で活性化されると，ある程度のダメージが歯質に加わると思われる．オフィスホワイトニングに用いられる35%過酸化水素水やホームホワイトニングに用いられる10%過酸化尿素の酸化作用により，エナメル小柱周囲の有機質成分が分解され，漂白直後のエナメル質表層は粗造になり(図2Ⓕ)，漂白前の表面性状が失われるとの報告がある[5,6]．

筆者らは，さまざまな漂白剤でエナメル質や象牙質の研磨面に対し漂白を行い，レーザー顕微鏡や電子顕微鏡を用いて，漂白前後の微細構造的変化の観察や表面粗さを測定した[7]．

レーザー顕微鏡により，漂白前後における表面粗さを観察すると，漂白前の平坦なエナメル質面に対し，漂白後においては表面粗さ値の上昇が認められた[2,7]．また，オフィスホワイトニングはホームホワイトニングと比べてわずかながら表面粗さ値が高いが，両者に有意差

ホワイトニングが歯の表面構造に与える影響 | 16

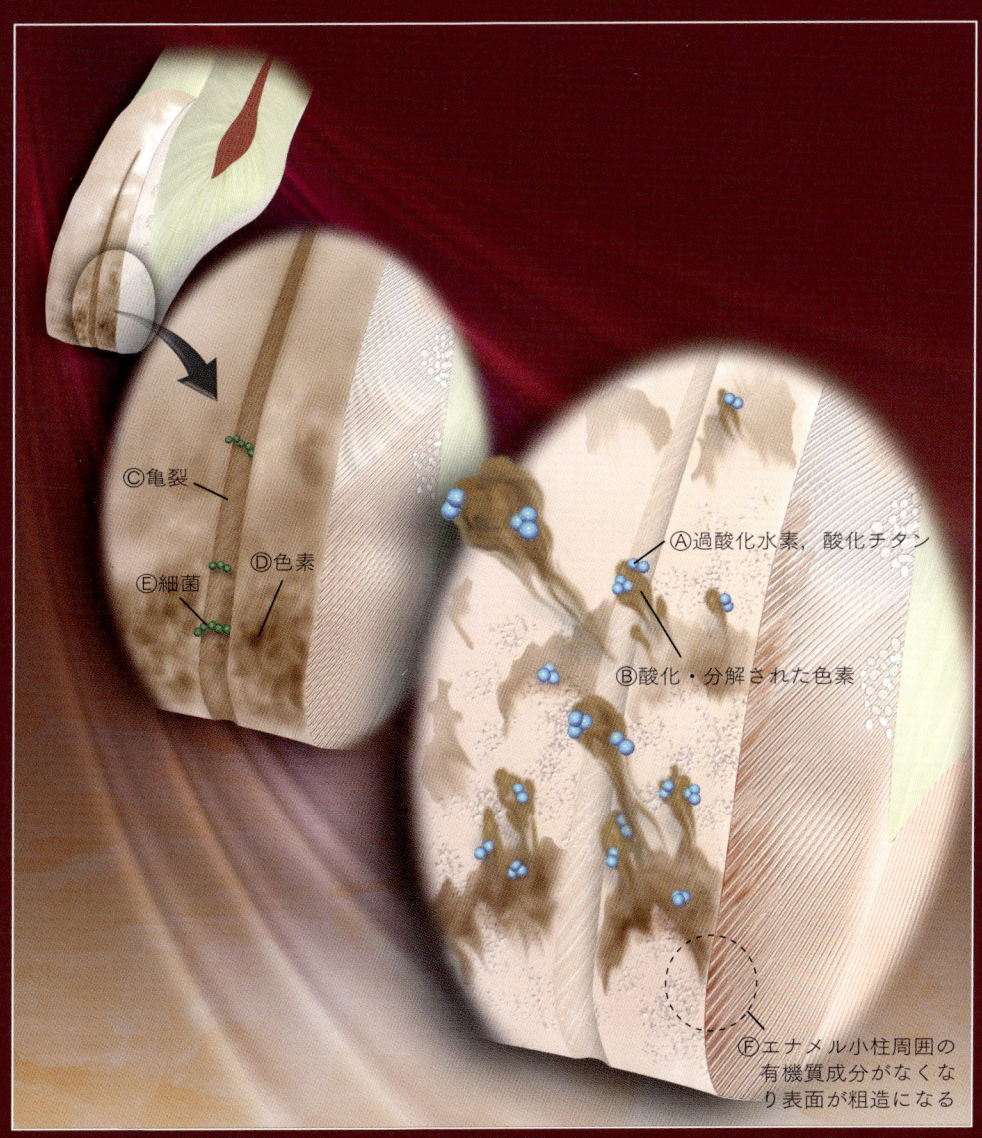

図2 変色歯の種々の原因．漂白剤から放出されたラジカルにより色素を分解する．

はない．

　電子顕微鏡により観察すると，漂白前のエナメル質表面に比べて，オフィスホワイトニングを行ったエナメル質表面では小柱構造がはっきり見えている．これに対し，ホームホワイトニングを行ったエナメル質表面では小柱構造ははっきり認められない．漂白による歯面の粗造化は，プラークが付着しやすくなり，エナメル質表層の耐酸性を低下させることが懸念される[2,6]．

　漂白処置を受ける患者の年齢が若いほど漂白歯面の表面粗さ[3]は大きくなる傾向がある．また，術前から歯肉退縮のある症例では，一過性の知覚過敏が生じやすくな

る[7,8]．さらに，程度の差異があるものの，漂白歯の色調は必ず後戻りを生じることや，一度の漂白処置で満足できる効果が得られない場合もあることを患者に事前に説明しなければならない．

4．ホワイトニング後のケア

　漂白効果を持続させるために，漂白歯に対する術後メインテナンスとして professional tooth cleaning (PTC) とタッチアップ（再度，軽く漂白すること）を組み合わせて行うことも重要である．漂白処置後の歯面へのフッ化物の応用により，エナメル質の耐酸性を向上させること

が明らかになった[4]．リン酸酸性フッ化ナトリウムによる歯面塗布，フッ化物洗口，あるいはフッ化物入りの歯磨剤の使用などが効果的と考えられる．漂白後の歯面に対するフッ化物の応用は色調への影響はないため，漂白後のケアとして効果的と思われる．

参考文献

1．Lee BS, Huang SH, Chiang YC, Chien YS, Mou CY, Lin CP. Development of in vitro tooth staining model and usage of catalysts to elevate the effectiveness of tooth bleaching. Dent Mater 2008；24（1）：57-66．
2．韓臨麟，砂田賢，岡本明，福島正義，興地隆史．エナメル質亀裂の発生状況と関連症状に関する臨床調査．日歯保誌 2008；51（6）：614-620．
3．砂田賢，韓臨麟，岡本明．加齢に伴う歯の亀裂発生とその対処法に関する臨床的研究．新潟歯学会雑誌 2002；32（2）：275-283．
4．Goldstein RE, Garber DA. Complete Dental Bleaching. Chicago: Quintessence, 1995.
5．Swift EJ Jr, Perdigão J. Effects of bleaching on teeth and restorations. Compend Contin Educ Dent 1998；19（8）：815-820．
6．Bitter NC. A scanning electron microscopy study of the effect of bleaching agents on enamel: A preliminary report. J Prosthet Dent 1992；67（6）：852-855．
7．丸山敬正，韓臨麟，興地隆史，岩久正明．生活歯の漂白に関する研究．エナメル質の微細構造と耐酸性の変化およびフッ化物塗布の影響．日歯保誌 2007；50（2）：614-620．
8．Seghi RR, Denry I. Effects of external bleaching on indentation and abrasion characteristics of human enamel. J Dent Res 1992；71（6）：1340-1344．

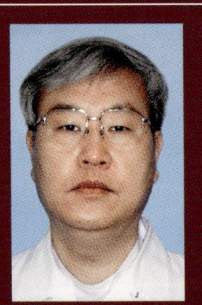

韓　臨麟

新潟大学大学院医歯学総合研究科
口腔健康科学講座う蝕学分野　　助教

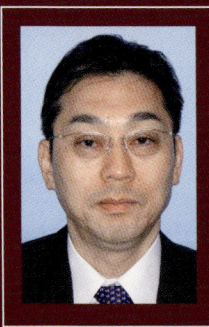

福島正義

新潟大学大学院医歯学総合研究科
口腔生命福祉学講座口腔保健学分野　　教授

17 seventeen | レーザーホワイトニングと歯の表面

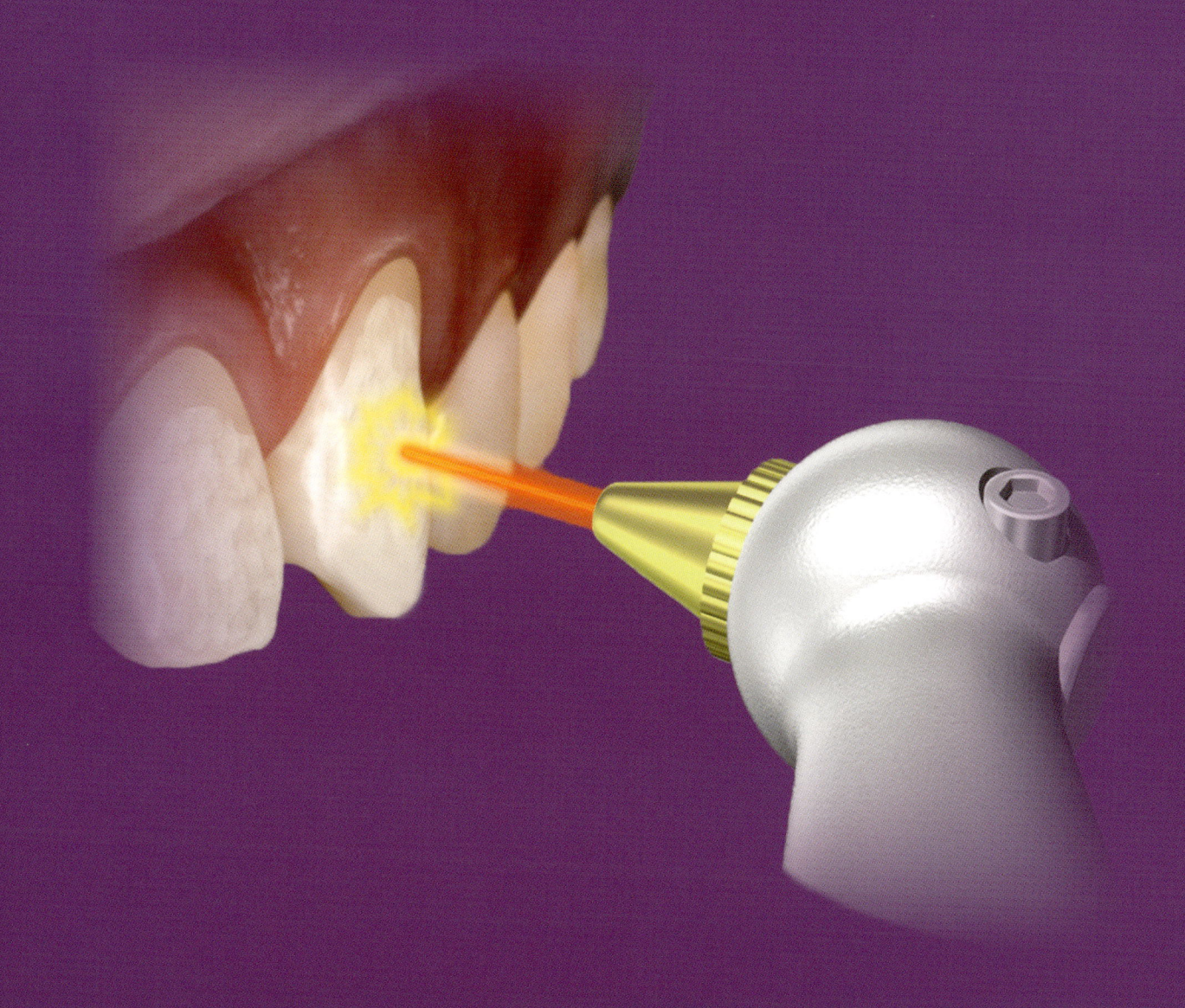

The Illustrated Clinical Science

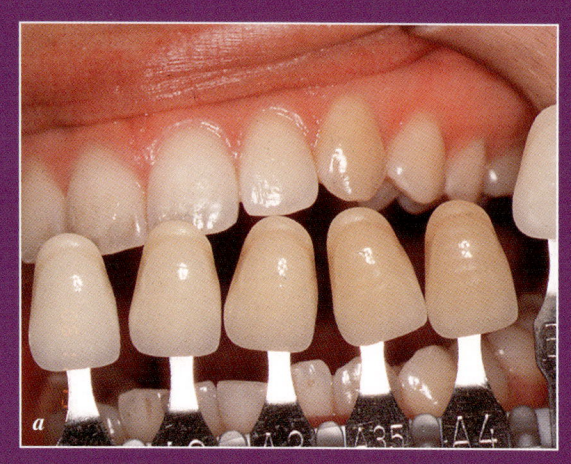

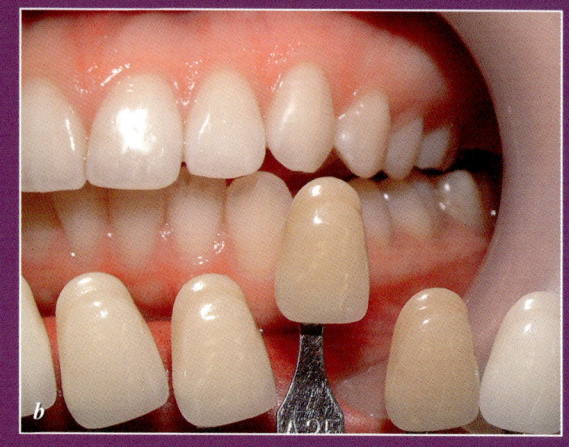

図1 炭酸ガスレーザーと過酸化水素水で3のレーザーホワイトニングを行った．*a*：術前，*b*：術後．

　白い歯が人類の憧れなのは万国共通である．笑顔から垣間見える白い歯は何とも魅力的である．審美歯科の歴史のなかで，過酸化水素を用いた方法は歯の漂白法の中心となって発展してきた．そのなかでも「レーザーホワイトニング」は1990年代から注目されている．炭酸ガスレーザーを用いたこの「レーザーホワイトニング」は，より短時間で，副作用も少なく，かつ確実に白くする方法として考え出され，今後ますます発展していく技術として期待されている．

1．歯科臨床におけるレーザーの可能性（図1）

　オフィスブリーチングに対するニーズは「確実に」そして「早く」である．レーザーの使用により，確実な・早い漂白効果が期待できる．さらにレーザーは，漂白後にはエナメル質のケアにも使用できる有用ツールである．

2．ホワイトニングにおけるレーザーの役割とは

　ホワイトニングの効果を高めるためには，エナメル質に浸透した過酸化水素をより活性化させ，多くの「フリーラジカル」（図2Ⓐ）を産生させる必要がある．このフリーラジカルは電子が不安定なため，状態を安定させるために有機性着色物質（図2Ⓑ）と結合し，やがて有機性着色物質は無色の構造になり，ホワイトニング効果として現れる（図2Ⓒ）．レーザーが過酸化水素に照射されると，フリーラジカル（ペルヒドロキシラジカル $HO_2・$，酸素ラジカル$O・$）は通常よりも多く産生される．したがって，より多くのフリーラジカルを産生するために，ホワイトニングにレーザーを使用するのである．

3．レーザーホワイトニング後のエナメル質表面の状態

　1996年に米国の食品医薬品局（food and drug administration：FDA）は，ホワイトニング治療へのアルゴンレーザーと炭酸ガスレーザーの使用を正式に認めた．炭酸ガスレーザーは，波長の特性から着色に関係なく，エナメル質と過酸化水素水によく吸収され，局所的な温度の上昇を起こし，さらにフリーラジカルを多く産生させる．

　しかし，レーザーホワイトニングを行うと，必ずエナメル質はダメージを受けてしまう．レーザーホワイトニング後のエナメル質の表面は，エナメル小柱の周辺部が選択的に溶解し，小柱構造が明確にみられる（図2Ⓓ）．これは「レーザーエッチング」といわれるもので，ちょうどエナメル質を酸処理したときと同じ構造を示し，接着力の向上には寄与する．

4．レーザーホワイトニング後のエナメル質のケアの必要性

　「レーザーエッチング」は接着・充填には都合がよいが，それらを行わない健康なエナメル質では表面の損傷となってしまう．そこで，レーザー照射後にはエナメル質へのフォローが必要となる．レーザーホワイトニングの後にフッ化物を塗布してさらにレーザーを照射すると，エナメル質表面の小柱構造が不明瞭になり（図2Ⓔ），表面にはフルオロアパタイトの形成が示唆され（図2Ⓕ），実験的にも耐酸性・耐う蝕効果が期待できることが報告されている．

5．エナメル質の表面性状からみたレーザーホワイトニングの注意点

　「レーザーホワイトニング」はオフィスブリーチングの代表的な方法だが，ホワイトニング後の表面性状を考え

レーザーホワイトニングと歯の表面

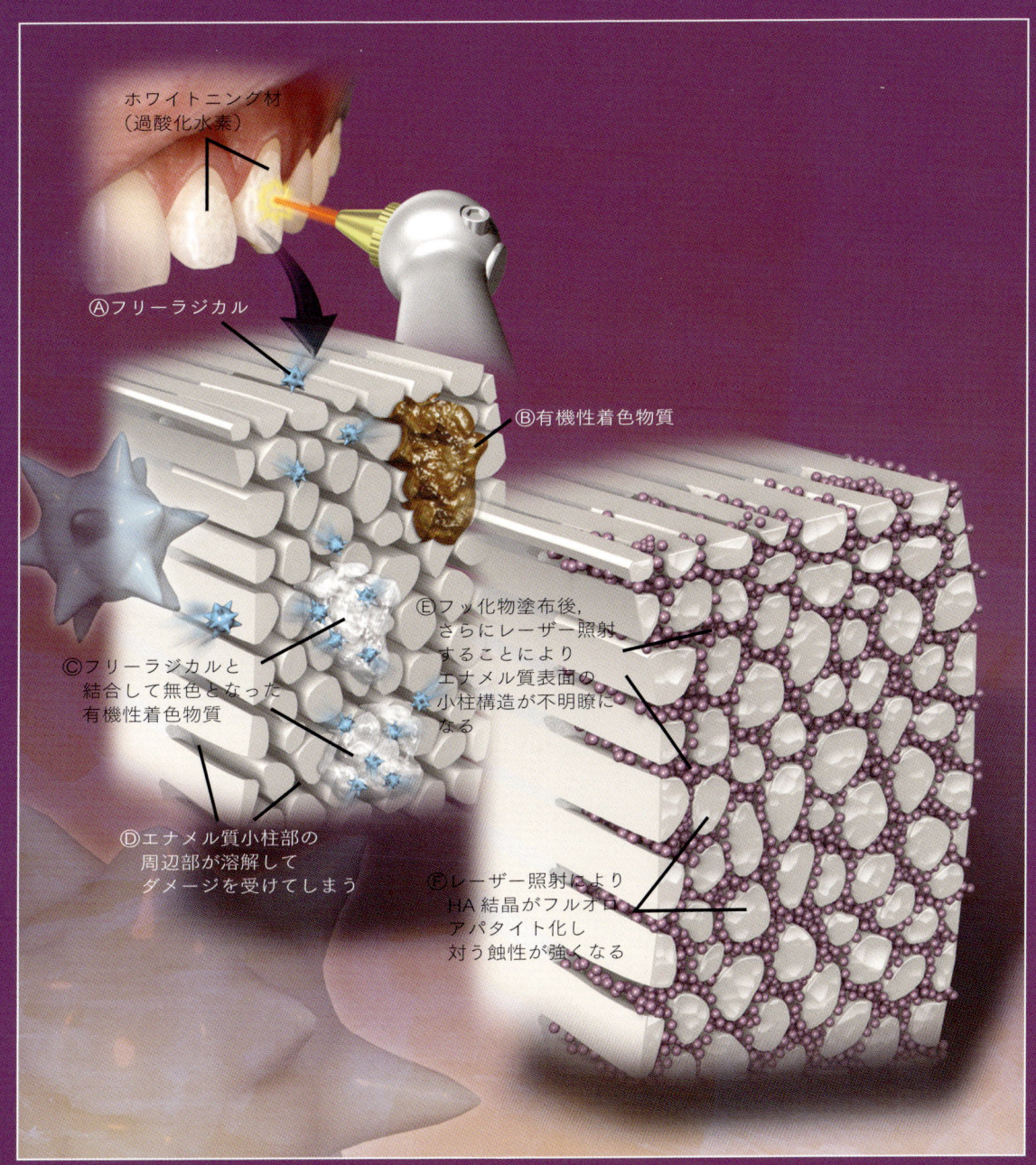

図2 レーザー照射によってペルオキシダーゼから産生されたフリーラジカルを示す．フリーラジカルに触れた有機性着色物質は無色になってゆく．レーザー漂白はエナメル質表層構造に対して変成作用をもつ．すなわちフリーラジカルによって有機性着色物質が減少するとともにエナメル小柱の周囲が破壊されてしまう．そこで，フッ化物をレーザー照射とともにエナメル質に作用させるとフルオロアパタイトが形成され，エナメル質表面の小柱構造が不明瞭になり，さらに耐酸性を獲得する．

るとその後のケアが必要なことがわかる．レーザーホワイトニング後におけるフッ化物塗布と，再度のレーザー照射は，エナメル質のケアに有用で，その後の色調の後戻りやう蝕予防に効果がある．しかしレーザー照射の条件や出力によっては，エナメル質にクラックが生じたり炭化層が生じたりするため，とくに炭酸ガスレーザーは十分注意が必要である．エナメル質の表面構造をイメージしてレーザーホワイトニングを行うことは，臨床上きわめて重要で審美歯科の成功につながるkey factorとなるだろう．

参考文献

1. Miserendino LS, Neiburger EJ, Walia H, Luebke N, Brantley W. Thermal effects of continuous wave CO_2 laser exposure on human teeth: An *in vitro* study. J Endod 1989；15（7）：302-305.
2. Tepper SA, Zehnder M, Pajarola GF, Schmidlin PR. Increased fluoride uptake and acid resistance by CO_2 laser-irradiation through topically applied fluoride on human enamel *in vitro*. J Dent 2004；32（8）：635-641.
3. Rodrigues LK, Nobre Dos Santos M, Featherstone JD. In situ mineral loss inhibition by CO_2 laser and fluoride. J Dent Res 2006；85（7）：617-621.
4. 横瀬敏志，片山直，小野澤裕彦，下島孝裕，宮田隆．レーザーホワイトニング．顎咬合誌 1999；20（2）：254-257.

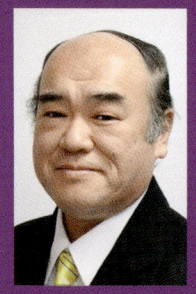

横瀬敏志

奥羽大学歯学部歯科保存学講座　教授

18 eighteen | う蝕象牙質とコンポジットレジン修復

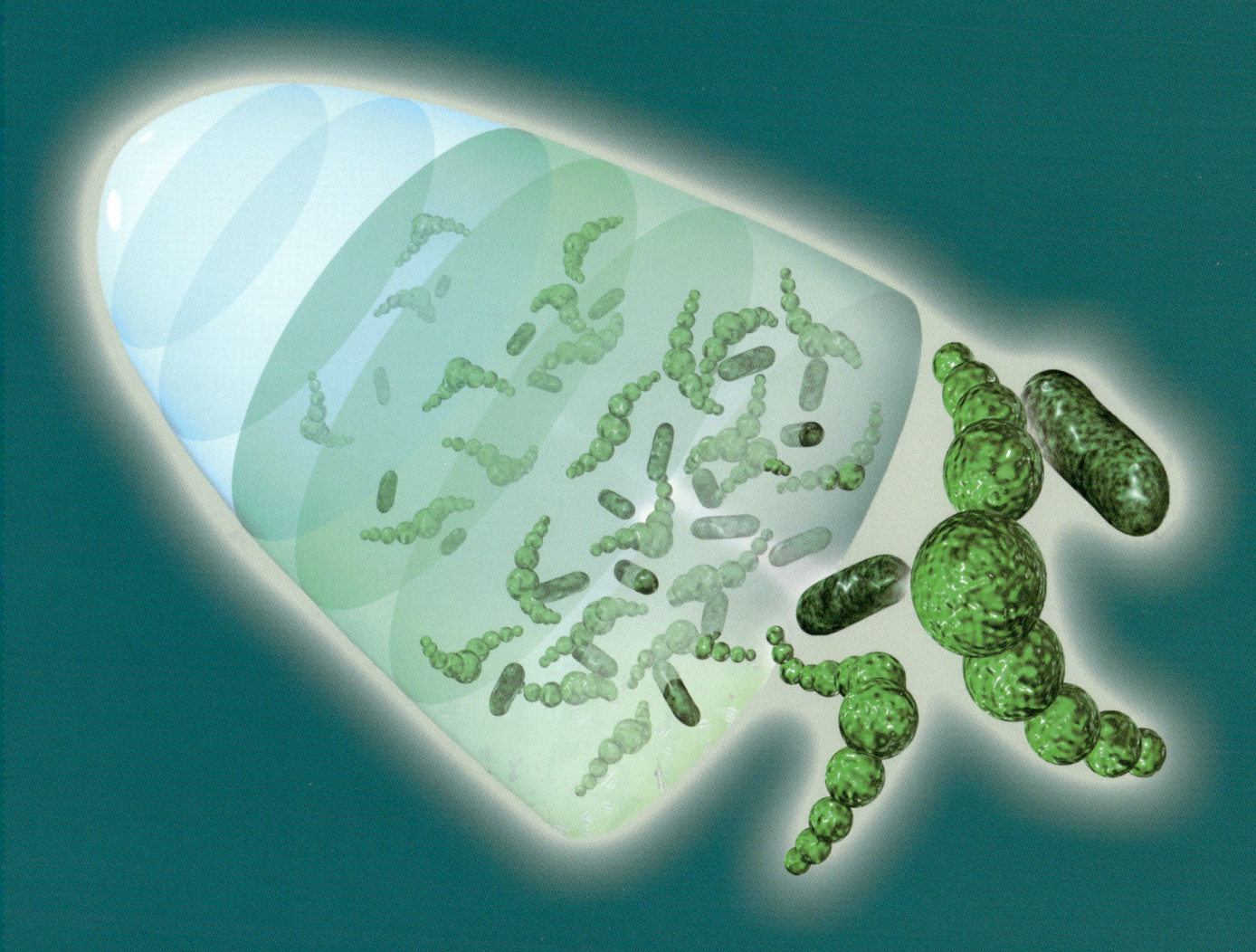

The Illustrated Clinical Science

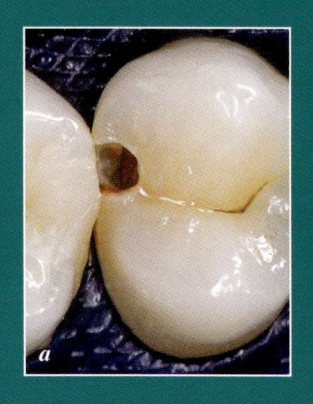

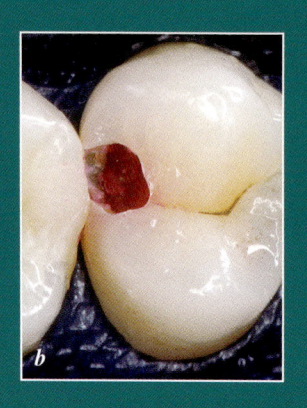

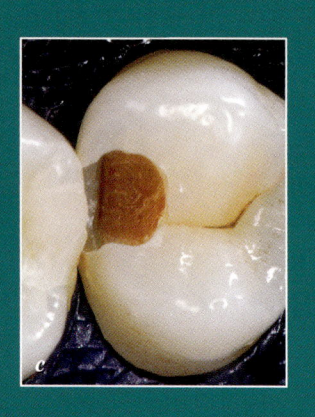

図1 **a**：エナメル質を削除し，う窩の開拡を行う．内部にう蝕が認められる．
b：さらにエナメル質を削除し，う蝕検知液で染色．
c：う蝕検知液で染色される「う蝕感染象牙質」のみを除去．

コンポジットレジン（CR）修復をもっとも多く行う場面は，う蝕象牙質除去後である．「う蝕感染象牙質」（図2Ⓐ）を削除したあとにCR修復の被着面となる「う蝕影響象牙質」（う蝕象牙質第二層：図2Ⓑ）の構造は，健全象牙質と大きく異なっている．口腔内でこのような被着面に対して確実な接着界面をつくりあげ，長期耐久性をもつ修復を得るには，丁寧なう蝕除去と接着処理が大切である．

1．「う蝕感染象牙質」と「う蝕影響象牙質」（図1）

健全象牙質まで削除する従来の窩洞形成では，窩底部の象牙細管が開口して術後疼痛の可能性が高くなるという問題があった．それに対し，う蝕検知液を指標としたう蝕除去では，窩底部に「う蝕影響象牙質」が保存され，「透明層」による自然の「裏層」が存在する．

2．う蝕象牙質の臨床的分類

う蝕を治療する場合，う蝕検知液による歯質の染色程度を指標に「う蝕感染象牙質」（う蝕象牙質第一層：図2Ⓐ）と「う蝕影響象牙質」（う蝕象牙質第二層：図2Ⓑ）を識別し，「う蝕感染象牙質」のみを削除する．保存した「う蝕影響象牙質」は一部脱灰しており，健全象牙質と比較して軟化しているものの，細菌感染はなく再石灰化する可能性があるといわれている．総山孝雄教授のもと，東京医科歯科大学第一歯科保存学教室での20年近くにわたる研究により確立されたこのう蝕の臨床的分類と治療方法は，真のMI修復の原点といえる研究成果である．この2層に分類されるう蝕の臨床的分類は，病理組織学的分類によると，多菌層，寡菌層，先駆菌層が「う蝕感染象牙質」，そして混濁層，透明層，弱透明層が「う蝕影響象牙質」に相当するとされている．そしてその下層に健全象牙質が存在している[1]．

3．う蝕象牙質との接着界面

う蝕除去後に，CR修復を行う場合の対象となる被着面は，全面が「う蝕影響象牙質」である．一方メタルインレーなどを審美的要求により除去し，再充填する場合の被着面は健全象牙質になる．健全象牙質を被着面とした接着界面では約0.5～1.0μmの樹脂含浸層（図2Ⓒ）が生成し，「う蝕影響象牙質」ではその厚みは約2倍になるといわれている[2]．しかし一部脱灰している「う蝕影響象牙質」すべてにレジン接着材が浸透することはできないことから，樹脂含浸層と健全象牙質との間には数十から数百μmになる「う蝕影響象牙質」が存在することになる．接着界面において一部脱灰している「う蝕影響象牙質」の存在は，接着耐久性において不利な状況となる．しかし実際の臨床ではCR修復物の脱落がほとんどみられないことから，口腔内で「う蝕影響象牙質」は劣化していくことなく，これまでに報告されているように生理的再石灰化を起こしていることが考えられる[3]．

4．臨床における接着界面

う蝕除去後の窩洞内は，部位により「う蝕影響象牙質」の幅が違うことが報告されている[4]．側壁では比較的健全象牙質までの距離が短く薄い層になっているのに対し，窩底部近くの「う蝕影響象牙質」は厚い層になっている．そのため，「う蝕感染象牙質」を除去する際には，側壁から除去し始め，徐々に深部へと進んでいくことが推奨されている．いずれにしても，う蝕検知液に染色する部分を除去すると，その下部には「う蝕影響象牙質」の一部である「透明象牙質」（透明層，図2Ⓓ）が存在する．透明象牙質ではアパタイト結晶が象牙細管を満たしており（図2Ⓔ），自然の裏層ともいえる状態になっている．レジン接着材と透明象牙質との接着も，管間象牙質における樹脂含浸層が主な接着機構であると考えられる．

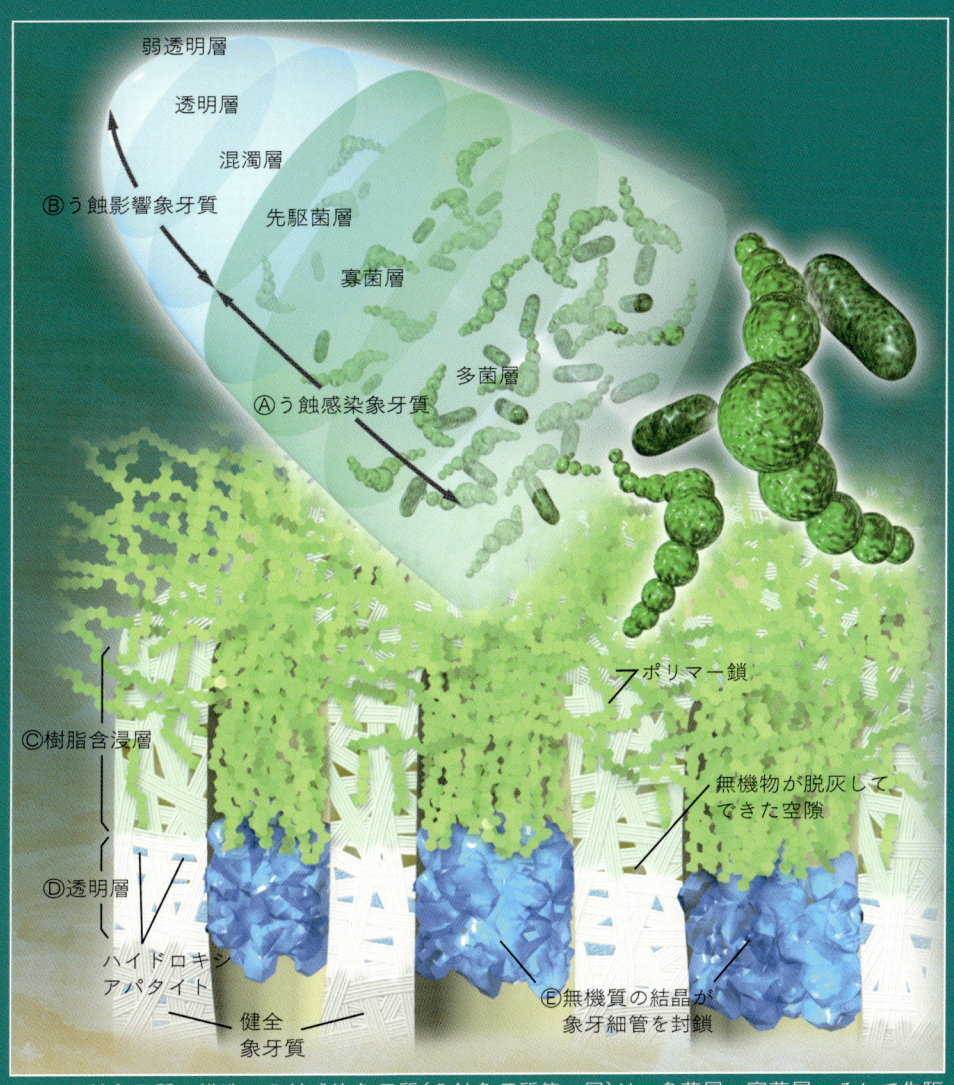

図2 う蝕象牙質の構造．う蝕感染象牙質（う蝕象牙質第一層）は，多菌層，寡菌層，そして先駆菌層からなる．う蝕影響象牙質（う蝕象牙質第二層）は，混濁層，透明層そして生活反応層からなる．樹脂含浸層は，一部脱灰象牙質にレジンが浸透した部分である．透明層は，象牙細管がウィットロカイト結晶などで満たされており，また管間象牙質が一部脱灰していることから健全象牙質より軟化している．

　欧米ではCR修復後の術後疼痛が大きな問題になっているが，日本においてはトータルエッチング時代よりあまり術後疼痛が問題視されていない．それは1つに，う蝕検知液を用いた透明層を保存するう蝕除去法が行われていたことと，日本のすぐれた修復材料の開発技術によるところが大きい．う蝕治療の臨床的概念と治療方法が確立し，さらにすばらしい材料を使用することができる現在，臨床で長期耐久性のあるCR修復を行うためには，丁寧なう蝕除去と接着処理がもっとも大切である．

参考文献

1. 総山孝雄．う蝕象牙質2層の識別と接着性レジン応用による無痛修復．東京：クインテッセンス出版，1979．
2. Nakajima M, Sano H, Burrow MF, et al. Tensile bond strength and SEM evaluation of caries-affected dentin using dentin adhesives. J Dent Res 1995；74(10)：1679-1688.
3. 巽哲二郎．接着性コンポジットレジン修復物下における人工軟化象牙質の生理的再石灰化について．口病誌 1989；56(1)：47-74.
4. 佐野英彦．齲蝕検知液による齲蝕象牙質の染色性と構造について：齲蝕除去法の再検討を目指して．口病誌 1987；54(1)：241-270.

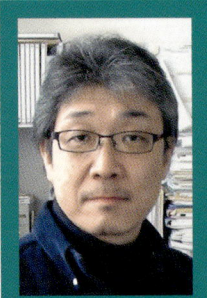

秋本尚武

鶴見大学歯学部保存修復学講座　講師

19 | 日常臨床で遭遇する知覚麻痺

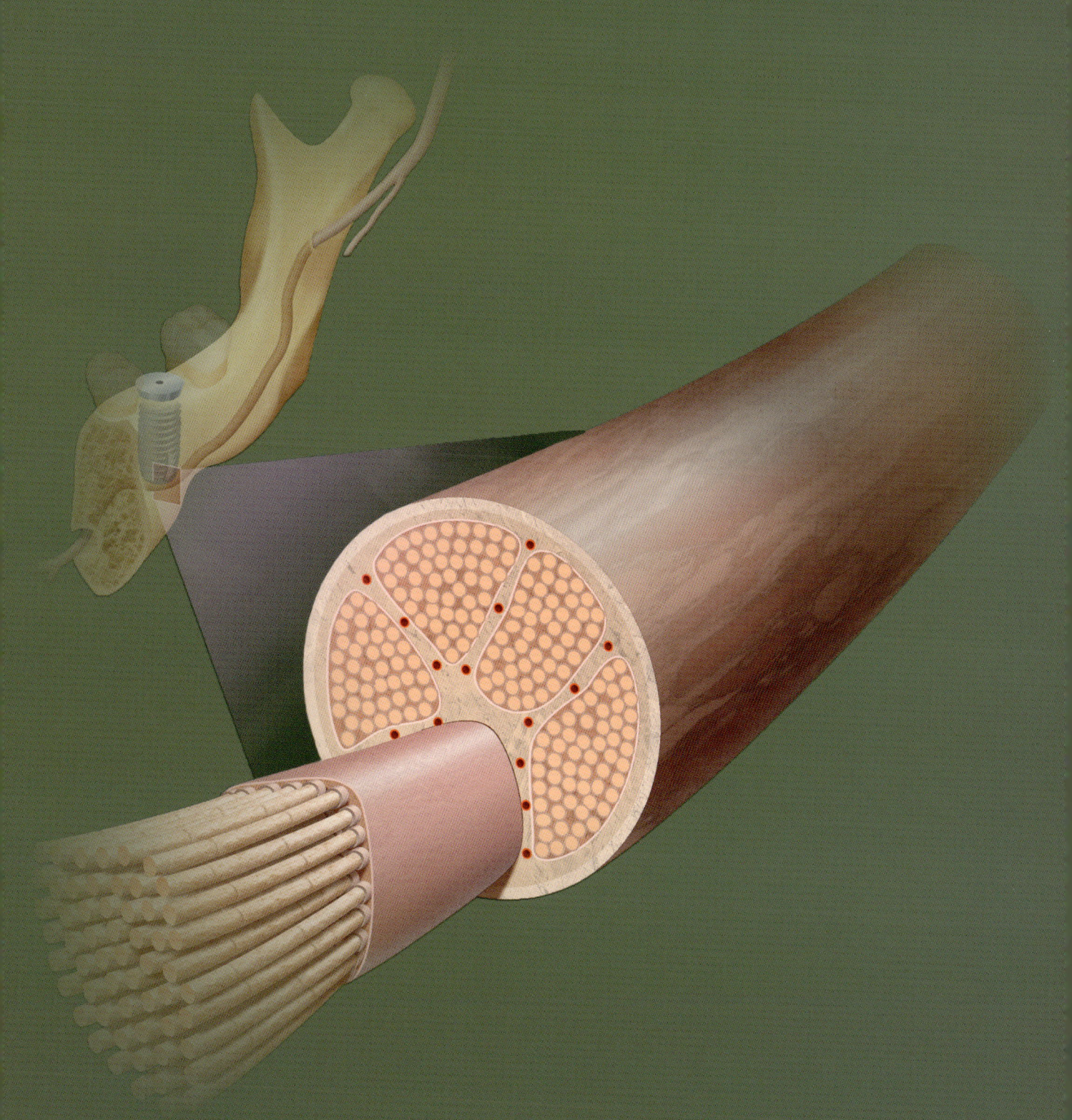

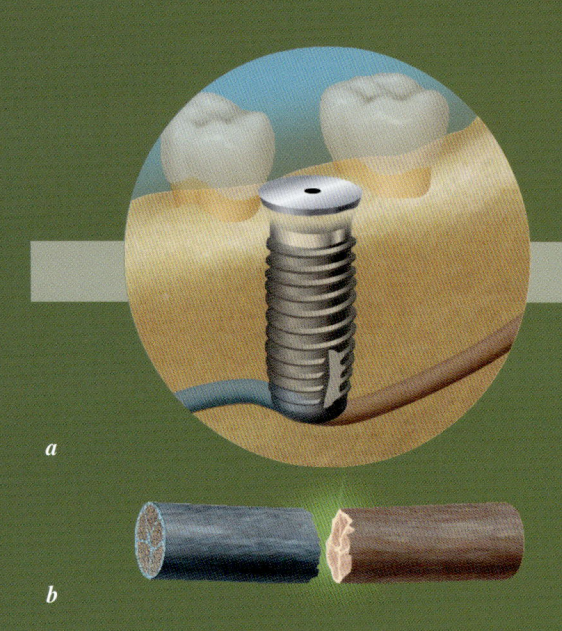

a: インプラントによる下歯槽神経の断裂．*b*: 下歯槽神経の神経束が完全に断裂．

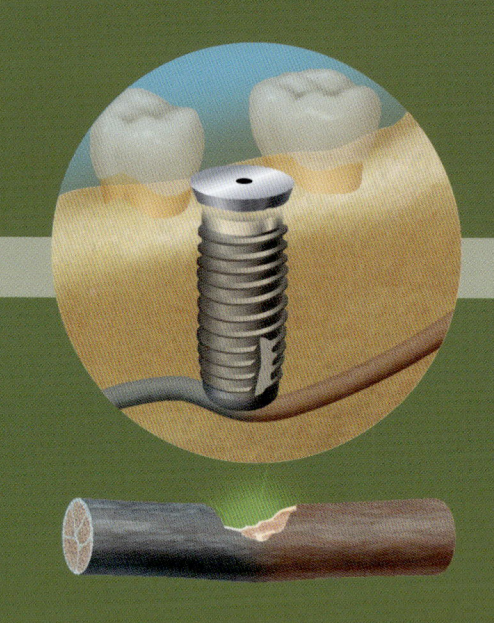

a: インプラントによる下歯槽神経の部分的断裂．*b*: 下歯槽神経の神経束が部分的に断裂し，完全な回復は困難．

卵円孔を通って頭蓋腔の外に出た下顎神経は，咀嚼筋に分布する遠心性の運動神経を分岐した後，下歯槽神経となって下顎骨のなかを前走する．そしてオトガイ孔を出て，顔面前部（下唇・口角・オトガイ部）の皮膚に分布する．知覚神経麻痺は，器質的または機能的な神経の「活動電位」の伝導障害である．

神経線維の直径は約2μm，これが数万本以上集まって下歯槽神経を構成する．神経線維は，髄鞘をはじめ内膜，周膜そして上膜によって被包化されて守られているにもかかわらず，外的刺激によって容易に破壊される．引き起こされた神経障害部位にマクロとミクロの視点で何が起きているのかを予測することがまず重要である．

遭遇した神経麻痺の臨床症状から，神経線維レベルでの障害程度を推測することができる（上図）．知覚には触覚・温覚・痛覚・圧覚があり，それぞれを客観的かつ経時的に検査して評価しなければならない．障害の程度によっては完全な回復が望めない場合もあるので，安易な対応は禁物である．

正常な回復過程では，錯感覚に続いて掻痒感（虫が這うような感じ）を訴える場合もある．知覚障害の臨床的評価としてHighetの分類がよく用いられている（表1）．静・動的触覚検査，2点識別検査，温冷覚検査，痛覚検査などが一般的な評価法で，完全回復では触覚・痛覚があり2点識別10mm以下を示す（表1 S4）．どれも患者による自己申告性の検査であるため，患者との適切な信頼関係が不可欠である．

①広範囲な触覚・痛覚の脱失
原因：神経完全断裂（図1）
評価：S0
対応：外的刺激による持続的圧迫（残根，骨片，インプラント，縫合糸などによる）が疑われる場合には，手術的にこれを取り除く必要がある．また，手術操作によって神経の完全切断が予測されるときは，神経再縫合術または移植術が適応となる．感覚にあずかる受容器の変性を考えれば可及的に早期（3か月以内）に行うべきである．

表1 Highetの分類．

S0	完全な脱失
S1	深部痛覚の出現
S2	皮膚の表在感覚と痛覚のある程度の回復
S2+	痛覚と触覚の完全な回復と痛覚過敏の出現
S3	痛覚と触覚は回復し，痛覚過敏は消失
S3+	位置感覚が回復し，2点識別がある程度回復
S4	完全な感覚の回復

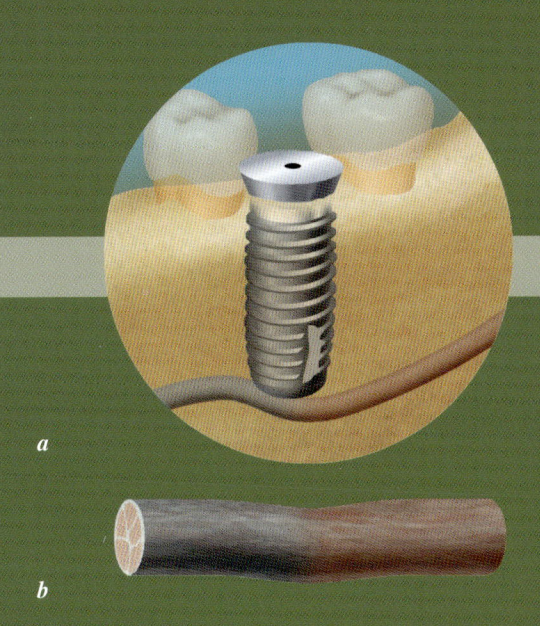

図3 *a*：インプラントが下歯槽神経を圧迫．*b*：神経束内部の軸索が一部断裂，回復に数か月〜1年を要する．

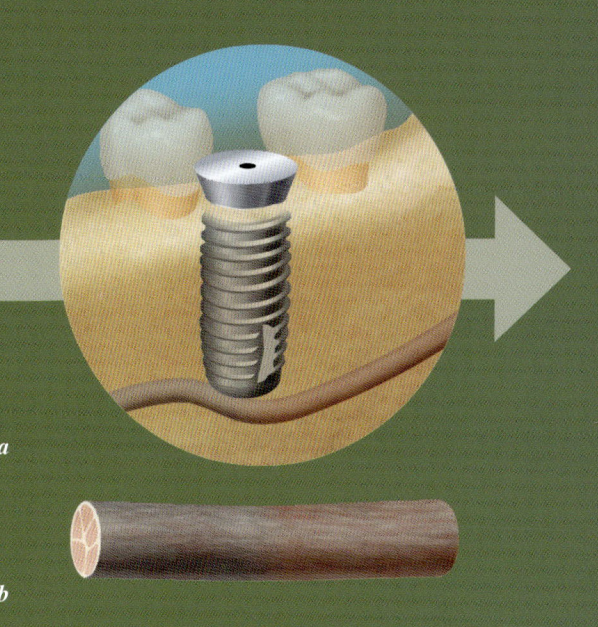

図4 *a*：インプラントと下歯槽神経が接触．*b*：神経自体の損傷はないが，神経の活動電位の伝達が遅れる．

予後：完全な知覚回復は難しい．

②小範囲な触覚・痛覚の脱失または鈍麻
原因：部分的神経断裂(図2)
評価：S0，S2
対応：残根・骨片などの外的刺激があれば，まずこれらを除去する．部分的に損傷を受けた神経線維の断端では，瘢痕組織を形成したり，断端神経腫を併発したりすることがある．その結果，知覚回復の遅延が惹起されるばかりでなく，異常疼痛も引き起こす．
予後：①と同様に完全な知覚回復は望めない．

③異感覚・錯感覚（ぴりぴり感）
原因：軸索（神経線維）断裂(図3)
評価：S2＋

対応：部分的な軽度な麻痺の状態を示す．ときに異感覚（刺激を加えなくてもピリピリする），錯感覚（刺激を加えるとピリピリする）を訴える．下歯槽神経の神経束が切断された場合に比べ，機能回復は比較的に早く，完全に近い回復が期待できる．薬物療法または理学療法を選択する．
予後：治癒には数か月から1年かかる．

④知覚鈍麻
原因：一過性伝導障害(図4)
評価：S3，S3＋
対応：知覚麻痺の状態は不完全で鈍麻の状態を示す．ときに異感覚，錯感覚のほかに，掻痒感を訴えることがある．
予後：どの症状も一過性であり，迅速かつ完全に回復する．通常，数週間から数か月での回復が期待できる．本質的には一時的な機能障害である．

The Illustrated Clinical Science

参考文献
1．野間弘康，佐々木研一．下歯槽神経麻痺．東京：医歯薬出版，2001．
2．Sunderland S. Nerves and Nerve Injuries. London: Churchill Livingstone, 1978.
3．野村進．末梢神経損傷．東京：金原出版，1981．

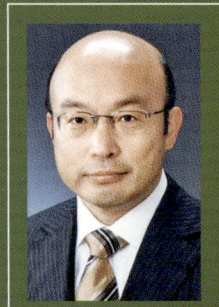

柴原孝彦

東京歯科大学口腔外科学講座　教授

20 twenty | ミクロの神経線維レベルでは何が起こっているのか？

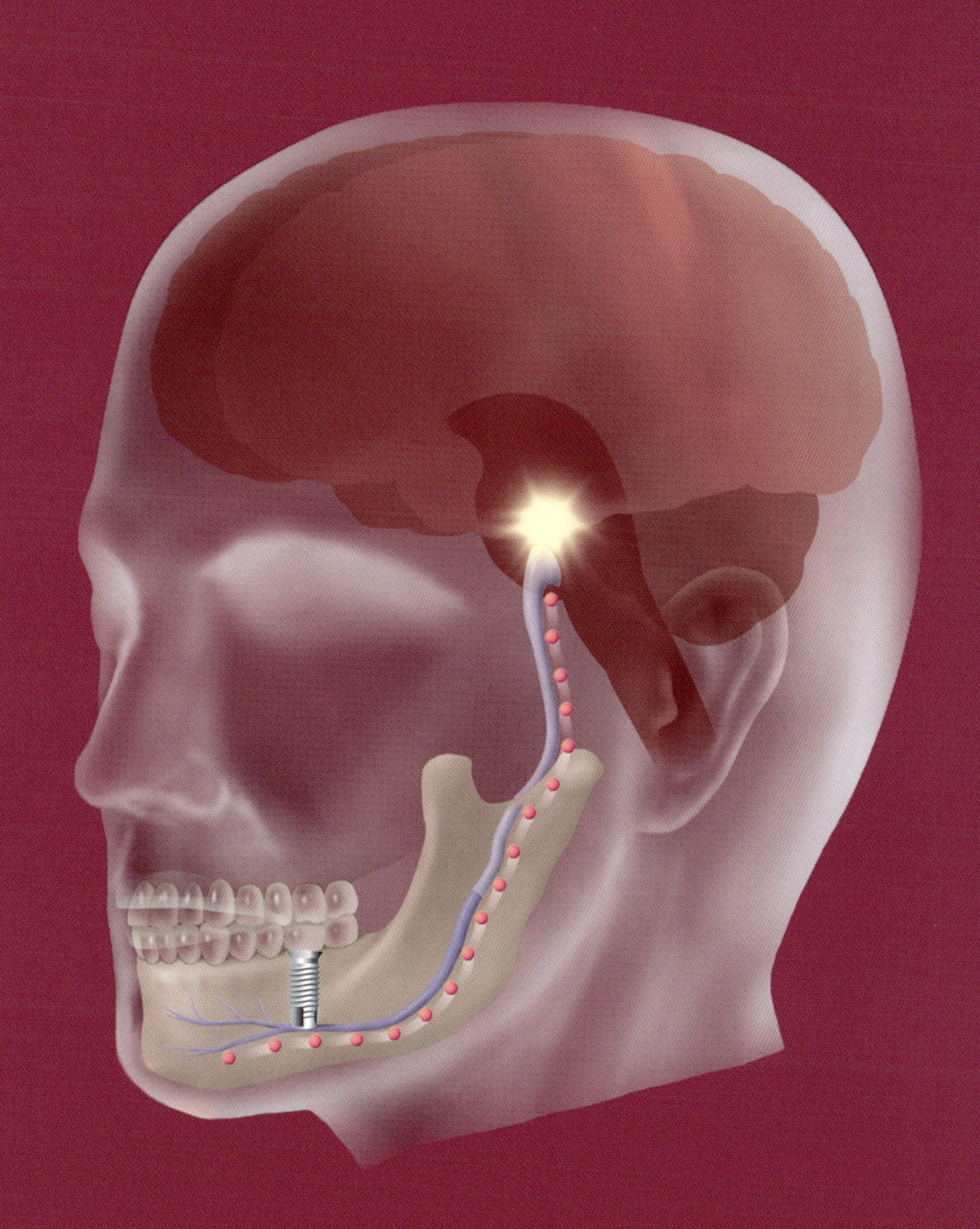

The Illustrated Clinical Science

重症

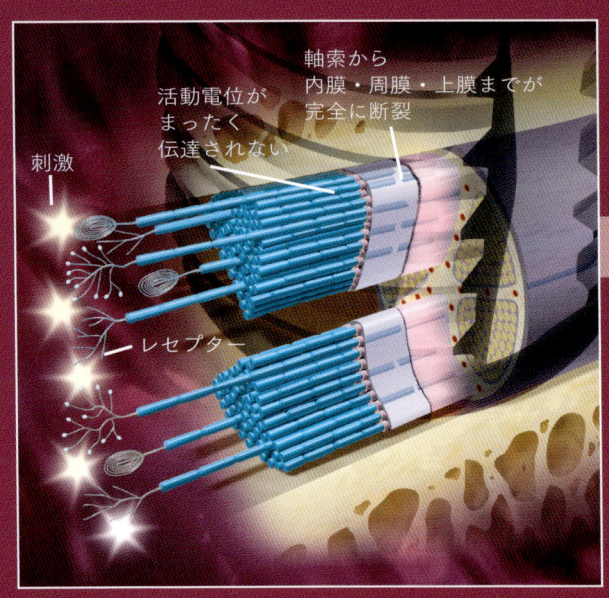

図1 神経完全断裂．下歯槽神経の軸索，内膜，周膜，上膜のすべてが完全に断裂．

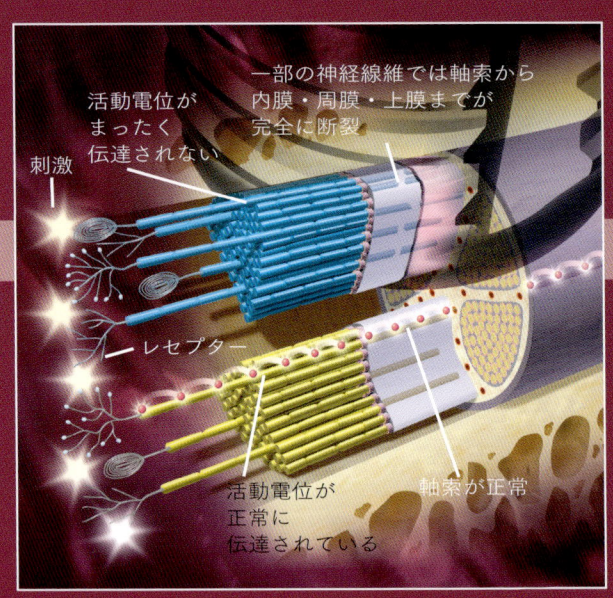

図2 部分的神経断裂．一部の神経線維で軸索，内膜，周膜，上膜が断裂．

「神経線維」は神経細胞の「軸索」（細胞質）ともよばれ，知覚刺激を細胞内外のK^+，Na^+チャンネルの「活動電位」によって，末梢から中枢へ伝播する．知覚神経麻痺とはこの「活動電位」の伝導障害である．この「神経線維」の直径は約2μm，これが数万本以上集まって下歯槽神経が構成されている．

今回は，神経損傷と障害の病態について，ミクロの視点（100～500倍）からアプローチする．神経線維における「伝導（伝わる）」というメカニズムを，基礎的・病理的・組織学的な面から追究する．

顔面前部（口角，下唇，オトガイ部）の知覚は，他部位の皮膚感覚と同様に「触覚（圧覚，振動覚）」「温覚」「痛覚」に大別される．それらの知覚は，各々の感覚受容器（レセプター）によって神経線維（軸索）を経由し，中枢神経へ伝播される．

知覚障害の程度としては，もっとも重篤で広範囲にわたる「知覚脱失（まったく感覚がない）」から「異感覚」「錯感覚（前述）」「知覚鈍麻（痺れたような重い感じ）」があり，これらの症状の順で回復する．「異感覚」「錯感覚」には電気的な痛みを長期間ともなうことがある．ときに痛覚刺激のみ有意に反応し，アロデニア（異常疼痛）のような症状を引き起こすので注意を要する．

①神経完全断裂

軸索の状態：「下歯槽神経」の最小単位である「軸索」から，それを何層にも包み込む「内膜」「周膜」「上膜」まで，神経を構成するすべての結合組織が切断された状態に陥っている（図1）．

治癒の過程：損傷部位より末梢では「ワーラー変性」（神経線維の断端遠位部から軸索が腫大し，その後に萎縮して断片化する病態）をきたす．断裂後，速やかに（3か月以内）に神経修復術を行わないと，知覚受容器の変性または消失も起こして永続的な神経障害を残すことになる．たとえ早々に神経修復術を行ったとしても，完全な回復は難しく，回復率は受傷前の8割程度といわれている．

②部分的神経断裂

軸索の状態：神経損傷が下歯槽神経を構成する一部の神経線維束に限局した状態で起こっている．そのため，知覚（触覚，痛覚，温覚，圧覚，振動覚，味覚）障害は，完全な脱失ではなく，また「神経完全断裂」と比べ広範囲な発現でもない（図2）．

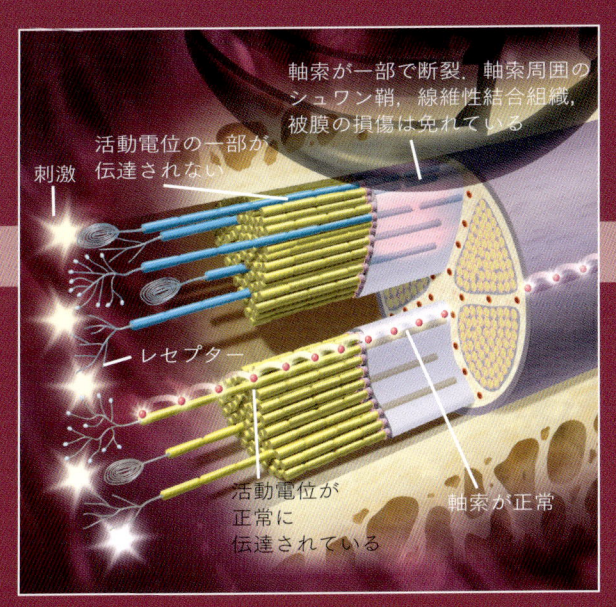

図3 軸索が断裂．軸索が一部で断裂，他の部位は損傷を免れている．

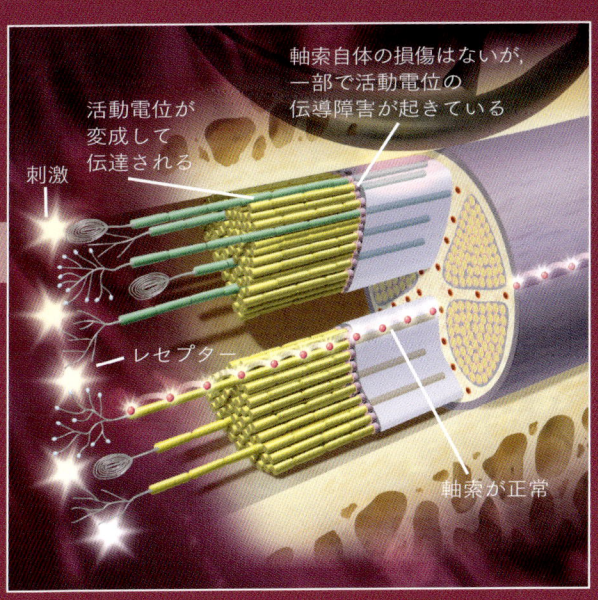

図4 一過性伝導障害．軸索自体の損傷はないが，一部で活動電位が障害されている．

治癒の過程：損傷部より末梢は「神経完全断裂」と同様に「ワーラー変性」をきたし，長期間放置すると脱失領域の永続的な障害が部分的に残る．断端部に瘢痕組織または神経腫を形成することがあり，知覚回復を阻害する場合がある．さらにアロデニア（異常疼痛）を惹起することもある．

③軸索断裂
軸索の状態：「軸索」は障害され「活動電位」を伝導することができない．しかし，「軸索」周囲のシュワン鞘，線維性結合組織，そして被膜などの損傷は免れた状態になっている（図3）．すなわち神経細胞の軸索を包む「内膜」「周膜」「上膜」には断裂はなく，「軸索」のみの連続性が絶たれた状態をいう．たとえ，「軸索」がひどく損傷されていても，結合組織の中枢側と遠位側の解剖学的な位置関係が保たれているので，適切な処置が行われれば完全回復の可能性がある．

治癒の過程：治癒には数か月～1年かかる．

④一過性伝導障害
軸索の状態：「軸索」やその周囲の線維性結合組織には何ら器質的な損傷がみられない．しかし，「軸索」内では「活動電位」の伝導障害が起きており，臨床的に知覚の鈍麻が出現している（図4）．顕微鏡的にも神経に変性の所見がみられない．障害の原因としては，歯根・骨片・インプラントなどによる軽度な圧迫，骨膜起子などによる接触，縫合によるわずかな絞扼，局所貧血，神経露出などによって起こる．臨床上，もっとも遭遇することの多い病態である．

治癒の過程：経過観察でよく，場合によっては投薬・理学療法を行う．数か月で回復する場合が多い．

The Illustrated Clinical Science

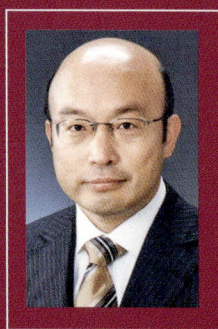

柴原孝彦

東京歯科大学口腔外科学講座　教授

21 twenty-one 神経損傷による麻痺「治るもの・治らないもの」

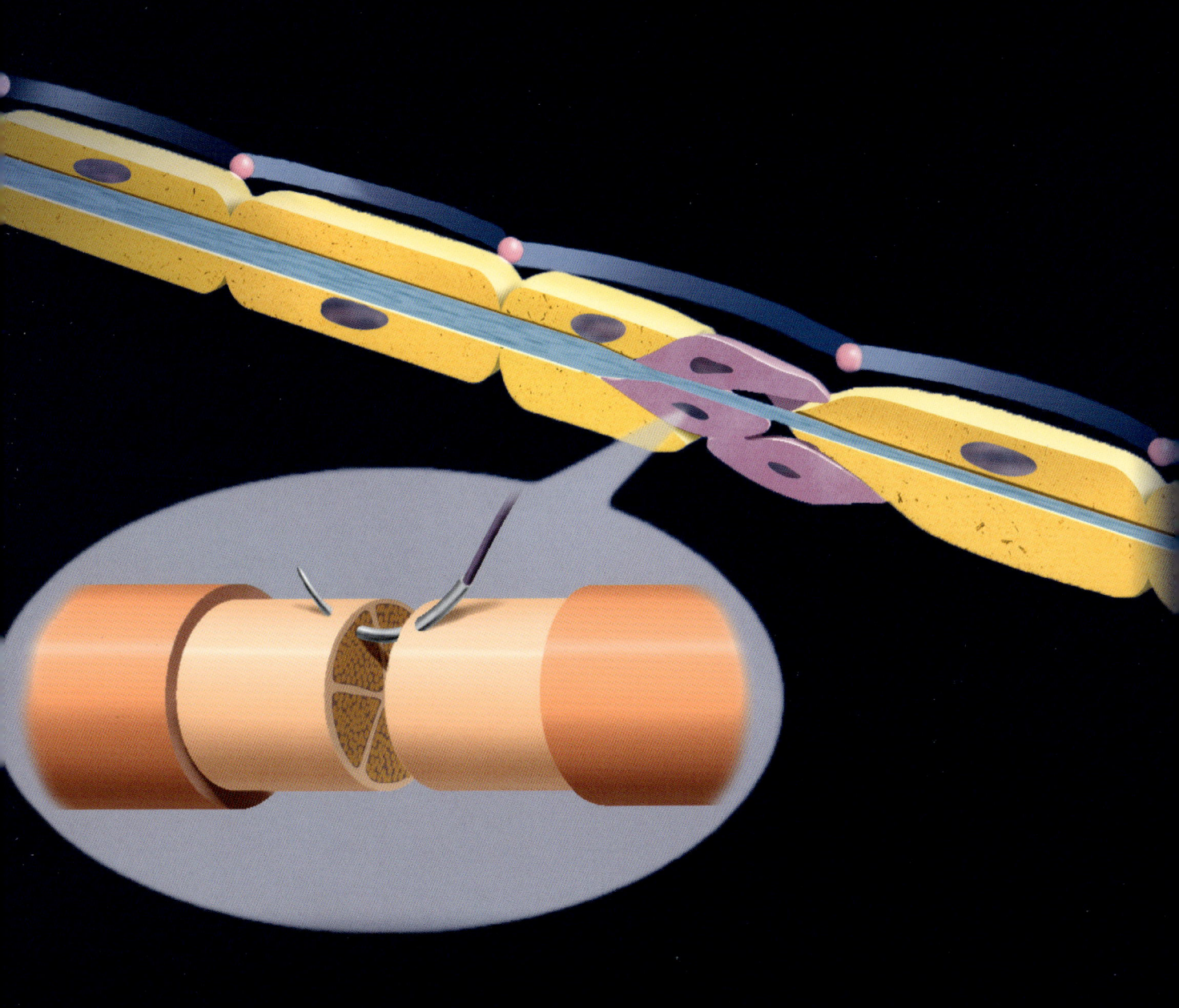

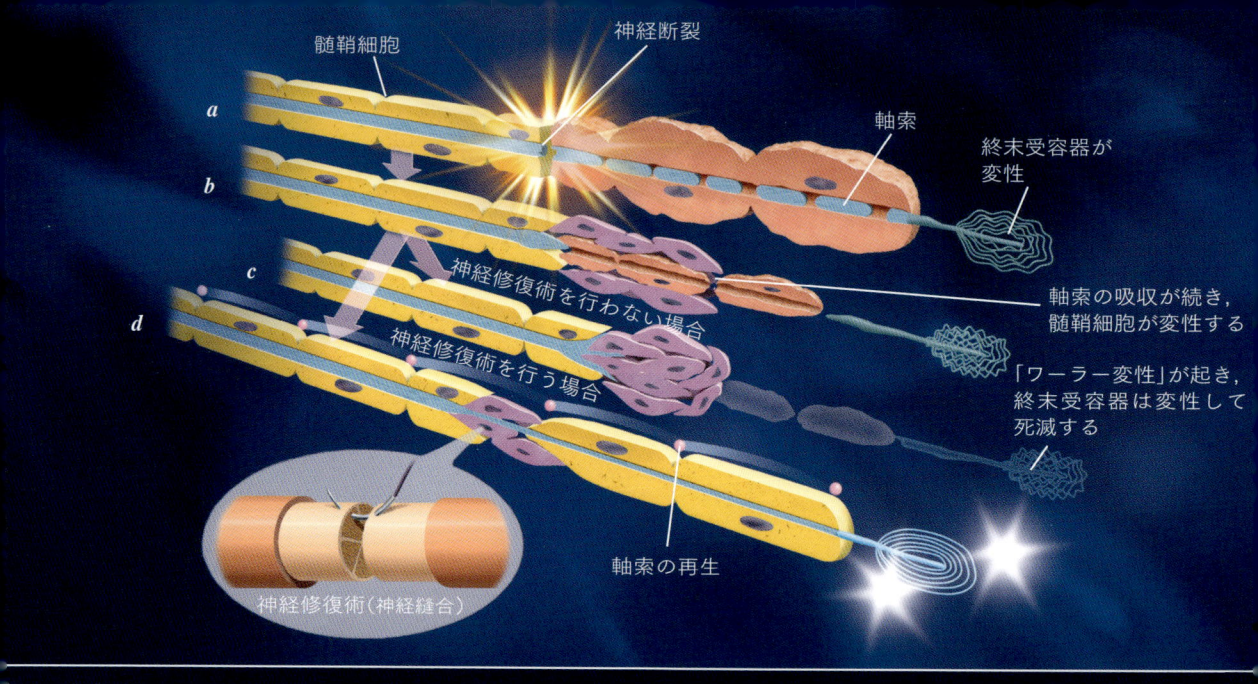

図1 麻痺が治らないもののメカニズム．***a***：神経線維が完全に切断すると，軸索が吸収，終末受容器が変性し，髄鞘細胞が腫長する．***b***：軸索の吸収が続き，髄鞘細胞が変性する．また，線維芽細胞が増殖する．***c***：神経修復術を行わなければ，「ワーラー変性」が起き，終末受容器は変成して死滅する．***d***：神経修復術を行えば，軸索が連続するとともに，終末受容器も再生する．軸索は再生したが，断裂前と同じほどには再生しない．

　神経損傷に遭遇したら，まず損傷の程度を定性的かつ定量的に評価する．安易な希望的観測での診断は患者に不安を与えるばかりか，感情的な状況を引き起こして訴訟にいたることもある．

　神経断裂の場合（*図1*），切断された神経は24時間以内に「ワーラー変性」を起こす．その後3週間で，再生された軸索は末梢に残存したシュワン細胞に達するまで成長する．もし切断部の瘢痕や神経腫などにより再生が阻害されると，知覚の回復が得られないばかりか，異常疼痛を惹起する．そして軸索が連続性を得るのに時間（3か月以上）を要すれば，終末受容器も変性を起こして完全な回復は望めない．

　神経損傷に遭遇したら「治るもの」か「治らないもの」かを判断しなければならない．すなわち，投薬・理学療法などを選択し，経過観察のみで回復が望めるか，または外科的に神経修復術を行わなければならないかを見分ける．手術に際しては専門施設への照会が必要となる．

　本来，神経損傷の判定に際しては種々の検査法を駆使し，定性的かつ定量的に測定することが求められる．通常，歯科医院では知覚検査のうち，常備してあるものででき る簡易検査を行う．歯科医院では触覚検査（筆あるいは綿花），痛覚検査（歯科用短針），温冷覚検査（15℃～60℃加熱試験管，パルパー），そして触覚密度を計測する2点識別域検査（正常15mm，ノギス，ピンセット）の4種類の検査を行う．

1．麻痺が治らないもの
病理組織学的な Seddon の分類：神経完全切断または部分的神経断裂（neurotmesis），軸索断裂（axonotmesis）
臨床的な Highet の分類：S0（完全な脱失），S2（皮膚の表在感覚と痛覚のある程度の回復）
知覚障害の範囲：下唇枝，口角枝，オトガイ枝の3領域におよぶ．
触覚検査：触覚脱失
痛覚検査：痛覚脱失
温冷覚検査：まったく温度感覚なし
2点識別検査：2点識別能力なし
対応：速やかな専門施設への照会と，専門医によるニューロン（神経細胞＋軸索＋終末受容器）の精査が必要で場合によっては神経修復術の対象となる．神経修復術は

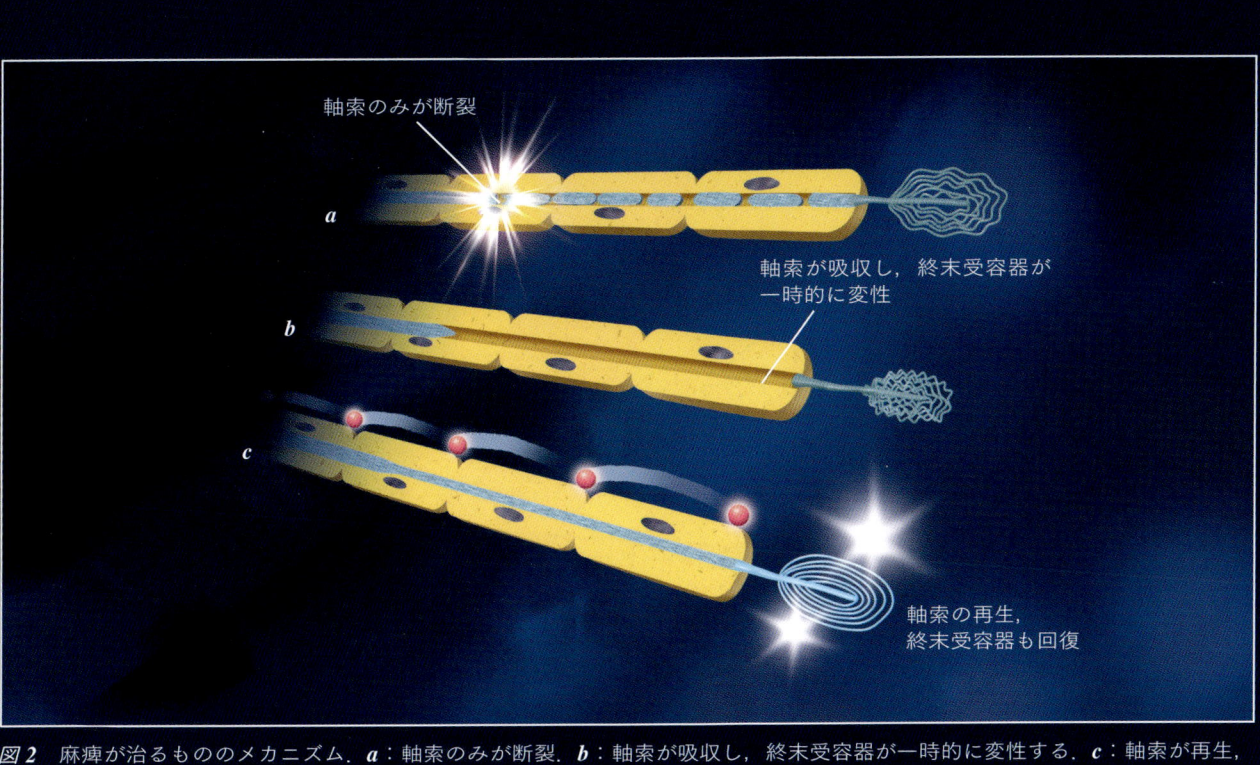

図2 麻痺が治るもののメカニズム．***a***：軸索のみが断裂．***b***：軸索が吸収し，終末受容器が一時的に変性する．***c***：軸索が再生，終末受容器も回復する．軸索の太さは断裂前とほとんど変わらないまで回復する．

3か月以内に行うことが望ましく，損傷程度によって神経縫合術，移植術，減圧術などを選択する．
治癒のメカニズム：神経線維が完全に切断されても軸索は再生し，1日1mmの速度で再生するといわれている．再生には，髄鞘などの細胞または線維性結合組織の連続性がまず必要である．よって軸索断裂のほうが神経切断より軸索の再生速度は速く，知覚回復も早い．損傷を受けたニューロンは「ワーラー変性」によって終末受容器も変性するが，速やかに神経修復術を行えば軸索の再接続とともに受容器も再生する．しかし，高度に分化した終末では再生が起こらないので100％の回復は難しい．

2．麻痺が治るもの
病理組織学的なSeddonの分類：一過性伝導障害（neurapraxia），軸索断裂（axonotmesis）
臨床的なHighetの分類：S2＋（痛覚と触覚の完全な回復と痛覚過敏の出現・P77～80参照）以上～

知覚障害の範囲：下唇枝，口角枝，オトガイ枝の領域のいずれかに限定
触覚検査：触感覚の過敏
痛覚検査：痛覚の判別可能または放散性の錯感覚
温冷覚検査：悪くても15℃以下と60℃以上で判別可能
2点識別検査：20mm以下
対応：2～3週間に1回程度の知覚検査を行って評価結果を記録し，患者に回復過程を示すことも重要である．神経回復を促進させるものとして，末梢循環改善薬（ビタミンB12）や神経賦活剤（ATP製剤）などの投薬，および星状神経節ブロックがある．その他，レーザーなどの理学療法も推奨されている．
治癒のメカニズム：髄鞘や内膜などの線維性結合組織の連続性は保たれているので，比較的速やかに軸索の再生が起きる．知覚回復に長期を要すると終末受容器も変性するが，多くの受容器は軸索が再接続すると再生される．

The Illustrated Clinical Science

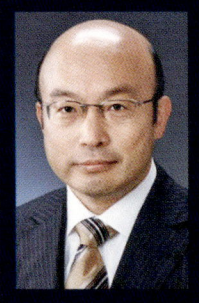

柴原孝彦

東京歯科大学口腔外科学講座　教授

22 | 歯の喪失後に変化する下顎管の形態
twenty-two

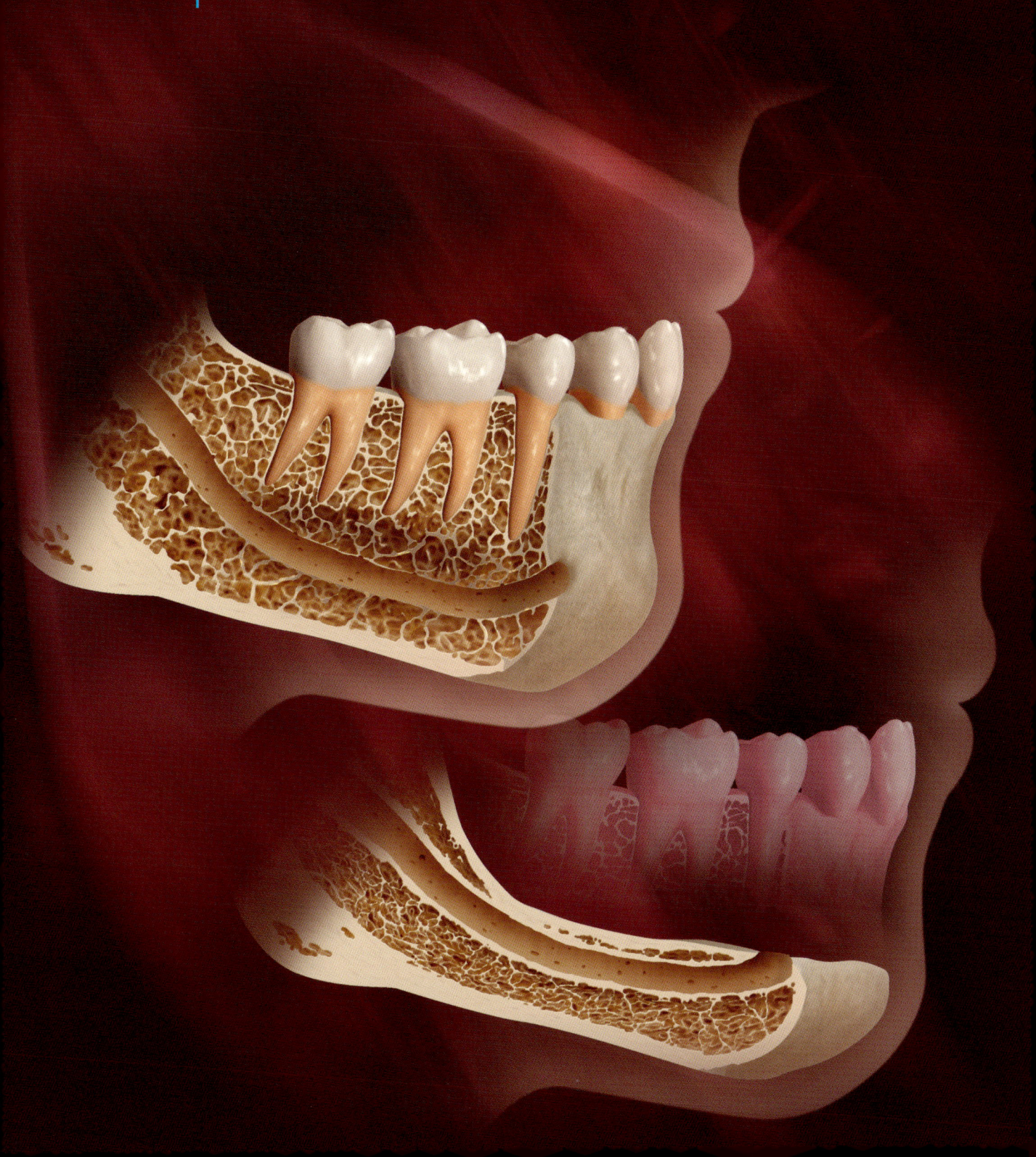

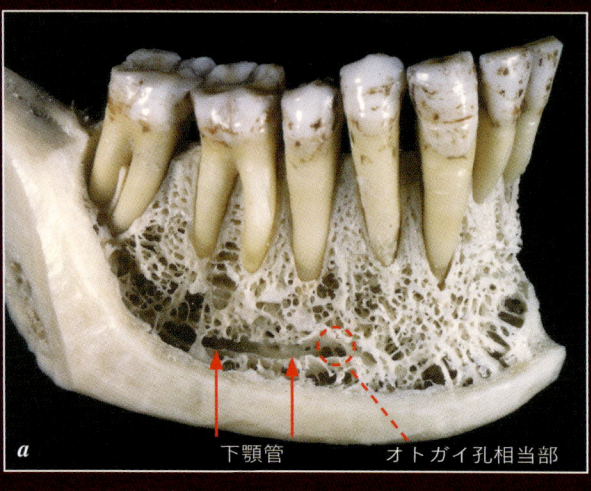

図1a, b　有歯顎(a)と無歯顎(b)の内部構造．

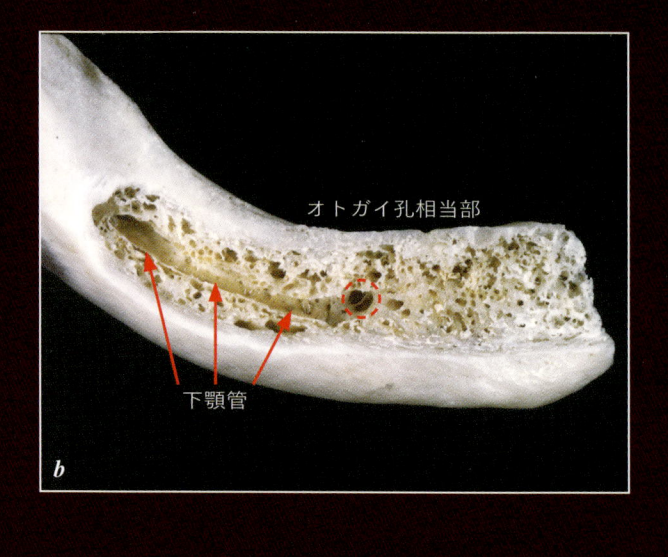

　下顎管は，地中に埋没された下水道管のようにしっかりとした壁で構築されているわけではない．下顎管は下歯槽神経，動・静脈，リンパ管を通すためのものであり，有歯顎時には歯・歯周組織などに多くの枝を出さなければならず，とくに上壁は薄く多孔性の構造を呈している．しかし，無歯顎になるとそれらの枝の多くは消失し，下顎管上壁の孔が閉じながら構造変化をする．そして，有歯顎に比べ無歯顎では下顎管壁が厚くなる．

　骨はダイナミックな組織で，改造現象によりつねに新しい骨と置換している．人体の骨格を構成する約200個の骨のなかでも，顎骨は，歯を植立させ，その歯を介して咬合力が直接的に骨内部にまで負荷されるという特殊な環境を有する．このため，内部骨梁構造を含めた顎骨の構造は，歯の植立状況の影響を大きく受けるのである．

　歯を喪失すると，下顎骨の外部形態・内部構造に変化が生じる．その変化は，喪失した歯数，歯を喪失してからの経過時間などの状況により異なる．

1．下顎骨の外部形態の変化

　多数歯喪失および無歯顎になると，歯槽部が次第に消失する．ついには頬側臼歯部では外斜線に沿ってオトガイ孔の位置まで，舌側臼歯部では顎舌骨筋が付着する顎舌骨筋線まで吸収され，下顎体の約1/2の高さになる．また，舌側前歯部ではオトガイ舌筋，オトガイ舌骨筋が付着するオトガイ棘の位置まで吸収され，下顎体の約1/3の高さになる．顎舌骨筋線の部分は吸収が免れるため骨が鋭縁となり，オトガイ棘は石灰化してさらに突出するため，義歯装着時には不都合が生じる．さらに，下顎神経・オトガイ動脈が出る血管・神経孔のオトガイ孔は拡大し，義歯装着時に疼痛の一因となるため，緩衝する必要がある．

2．下顎骨の内部構造の変化

　内部構造においても，下顎骨が歯を喪失すると大きな変化が生じる．すなわち，歯根を囲んでいた固有歯槽骨は必然的に消失し，歯槽を吊り下げるように直線的に配列していた海綿質骨梁の走行は，主応力の方向に変化が生じるため乱れ，不規則走行の細かい骨梁に変化する．また，有歯顎では少なかった基底部の骨梁は増加するようになる(図1, 2)．

　下顎第一大臼歯に注目して歯の萌出から喪失までの顎骨内部の構造変化を観察すると，歯が萌出する前の乳歯列期では，下顎底部にわずかに海綿質骨梁が認められるのみであるが(図2a)，混合歯列期では，萌出途上にある歯の下方に非連続的な細い骨梁が多方向に走行している(図2b)．歯が咬合平面に達して機能すると，連続性をもった太い海綿質骨梁が咬合力に対抗するように歯根周囲の固有歯槽骨から外周の緻密骨(皮質骨)に向かって歯を支持するように構築される(図2c)．一方，歯を喪失すると，歯槽から皮質骨へ力を逃がしていた太い骨梁は消失し，顎骨内部は不規則走行を示す細かい骨梁が多数出現する．すなわち，海綿質骨梁は咬合力に応じて再構築されるの

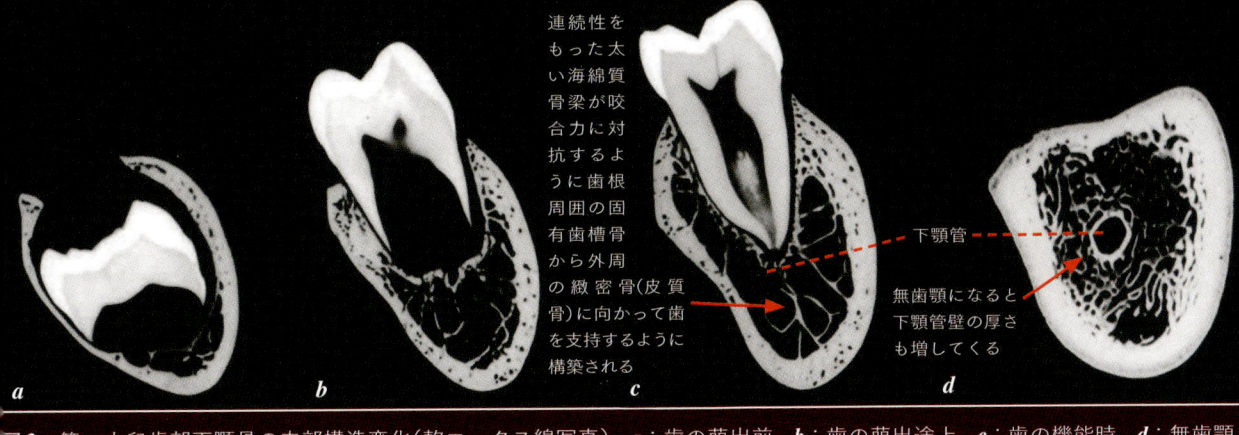

図2 第一大臼歯部下顎骨の内部構造変化（軟エックス線写真）．*a*：歯の萌出前，*b*：歯の萌出途上，*c*：歯の機能時，*d*：無歯顎．

（連続性をもった太い海綿質骨梁が咬合力に対抗するように歯根周囲の固有歯槽骨から外周の緻密骨（皮質骨）に向かって歯を支持するように構築される）

下顎管

無歯顎になると下顎管壁の厚さも増してくる

図3 下顎管の構造変化（走査型電子顕微鏡写真）．*a*：有歯顎，*b*：無歯顎．

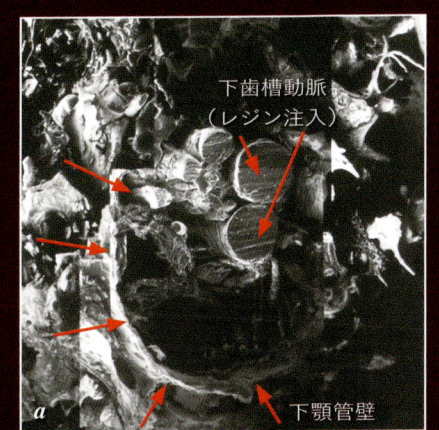

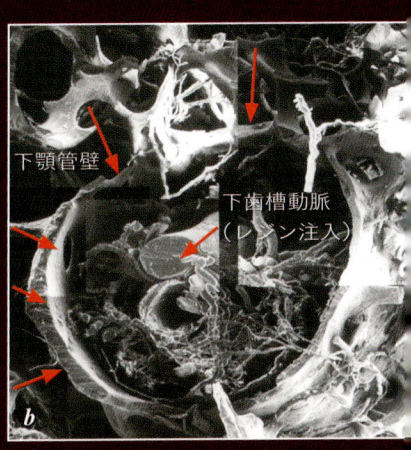

下歯槽動脈（レジン注入）

下顎管壁

下顎管壁

下歯槽動脈（レジン注入）

である．そして，この下顎骨内部の構造変化にともない，下顎管壁の厚さも増してくる（図2d）．これは歯に向かう神経と血管が消失するためと考えられる．下顎管の構造を観察するため，下顎骨の断面を走査型電子顕微鏡で観察してみると，無歯顎では下顎管の上壁がはっきりつくられてくることがわかる（図3）．

造およびその周囲骨梁構造の変化．日本口腔インプラント学会誌 1998；11：477-491.
2．中島功．日本人下顎骨の内部構造について．歯科学報 1995；95(3)：229-238.

3．阿部雅章．イヌ下顎骨の歯牙喪失による内部構造変化に関する研究．歯科学報 1991；91(11)：1291-1322.

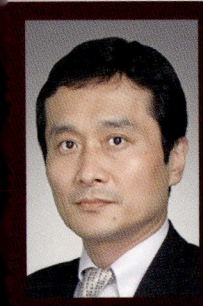

阿部伸一

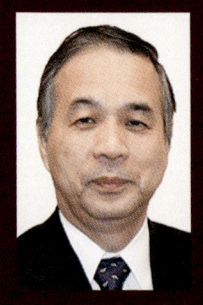

東京歯科大学解剖学講座　教授

井出吉信

東京歯科大学　学長
東京歯科大学解剖学講座　教授

23 twenty-three | 無歯顎における上顎洞の形態変化

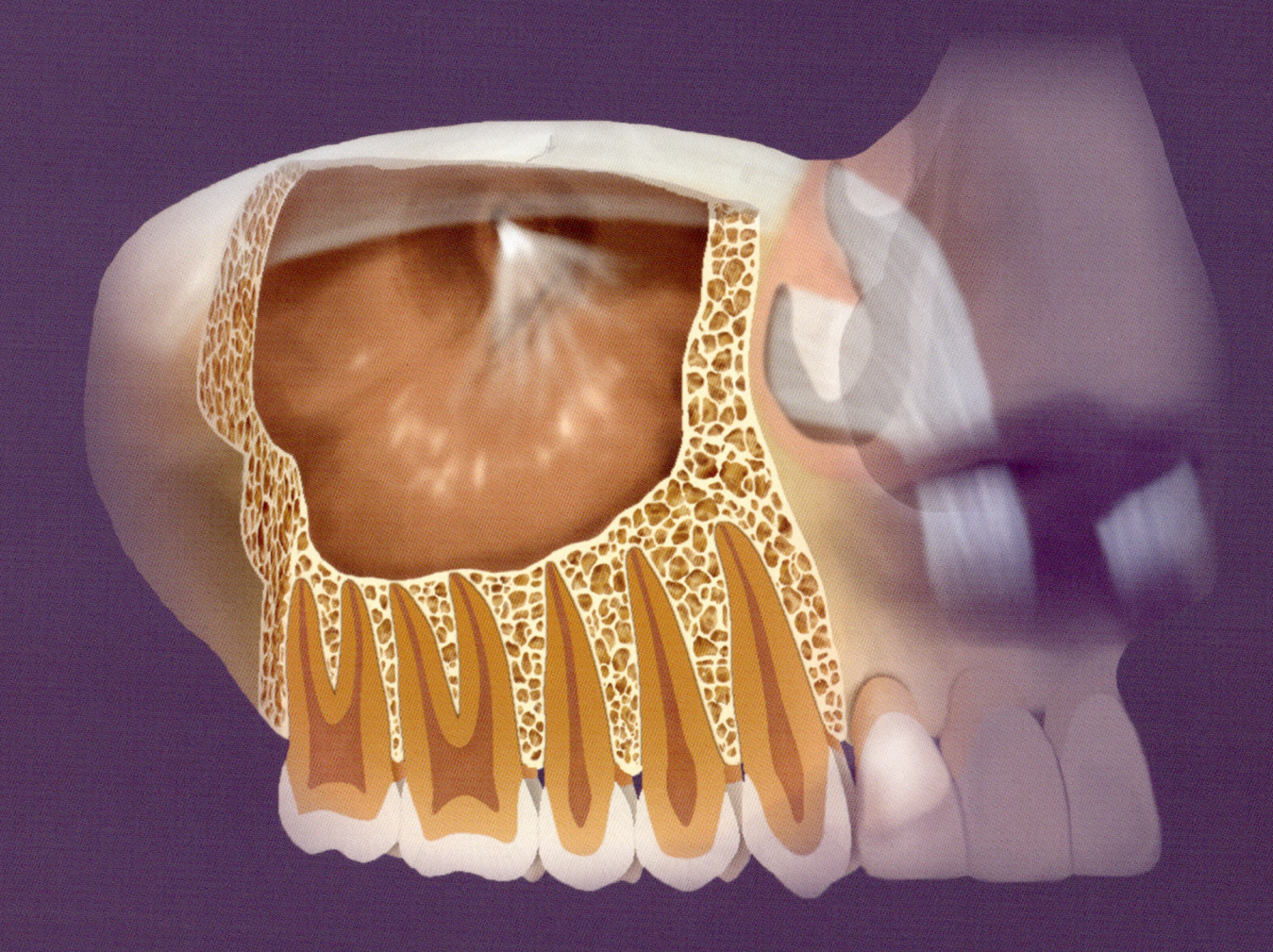

The Illustrated Clinical Science

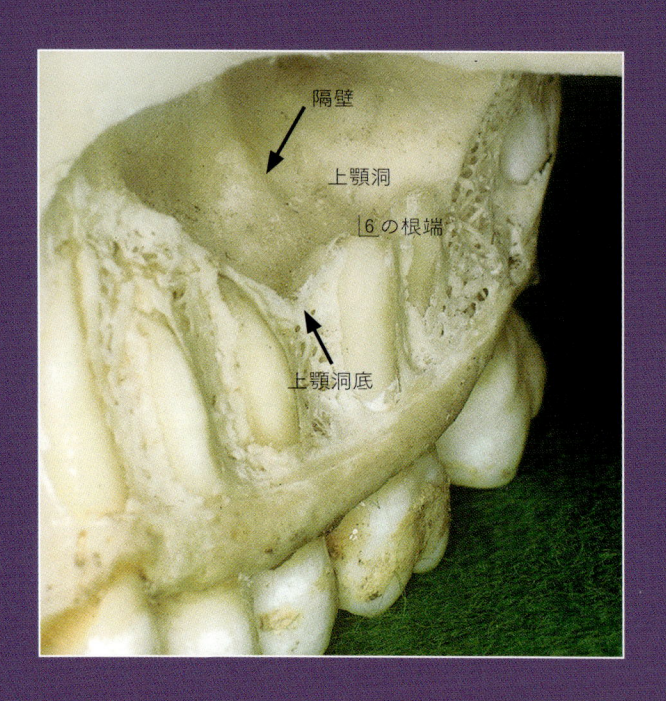

図1 根端と上顎洞には一層の骨を介する．左側の上顎骨の皮質骨を削除して上顎洞と根端の位置を観察した．上顎洞内部には隔壁が存在する．

　上顎洞と鼻腔は薄い骨壁を介して隣接している．上顎洞は「上顎洞裂孔」によって鼻腔方向へ開口するが，実際には口蓋骨，下鼻甲介，篩骨によって覆われ，狭く長い「半月裂孔」となっている．鼻腔からの呼吸にともなう，この「半月裂孔」からの外気の出入りはわずかであるが，つねに上顎洞内に及ぶ．

　このことから，インプラント治療における上顎洞底挙上術などの上顎洞内への歯科治療の際には，「上顎洞内部は体の外」という認識をもって，洞粘膜の穿孔防止などに細心の注意を払う必要がある．

　上顎骨はその内部に上顎洞を有するため，複雑な構造を呈する．よって，上顎骨に歯科インプラント治療を行う際には，内部構造を含めた形態，歯の喪失後の変化などについての基本的知識が必要となる．そのなかでも，上顎洞がどのように形態変化するかについてはもっとも重要な知識であろう．また，上顎洞内部の隔壁，上顎洞粘膜，周囲に分布する神経・脈管の走行状態などについても，十分に理解することが偶発症の防止につながると考える．

1．上顎洞の基本形態

　成人の上顎洞は，上顎骨体とほぼ一致した形態で，尖端が頬骨突起に向かった錐体状を呈した，副鼻腔最大の空洞である．上顎洞は，一般に第一小臼歯近心側から第三大臼歯遠心側まで広がっている．上顎洞底は，上顎第一大臼歯，第二大臼歯付近でもっとも下方へ下がるという点は共通している．この部位における上顎大臼歯の根端と上顎洞底の位置関係はきわめて近接する(*図1*)．

　上顎洞内部には，隆起状を呈する構造物が存在する．関ら[3]はその0.5mm以上の突起状構造物を「隔壁」とよんでいる(*図1*)．「隔壁」には薄い洞粘膜が強く付着しており，上顎洞底挙上術などで洞粘膜を剥離する際に裂開を起こしやすいとされる．

　上顎骨の水平断面を上方から観察すると(*図2*)，骨体内部の上顎洞の拡がりが明瞭にみられる．上顎骨後縁は蝶形骨翼状突起と接し，上顎洞の内壁は鼻腔の外壁を構成していることが理解できる．上顎洞底には，上顎骨体後面中央にある歯槽孔から入る後上歯槽動脈（顎動脈の枝）と後上歯槽枝（上顎神経の枝）が通る溝または管がみられる(*図2*)．

2．無歯顎における上顎洞の形態変化

　歯の喪失にともなう上顎骨の顎堤吸収に大きな影響を受け，上顎洞は形態が変化する．まず，歯を喪失し，欠損部の歯槽突起に吸収が惹起すると，歯槽骨の緻密質はさらに菲薄化し，内部の海綿質骨梁は細くなる．一方，上顎洞の洞底部には細く不規則走行を呈する海綿質骨梁が出現する．

23 無歯顎における上顎洞の形態変化

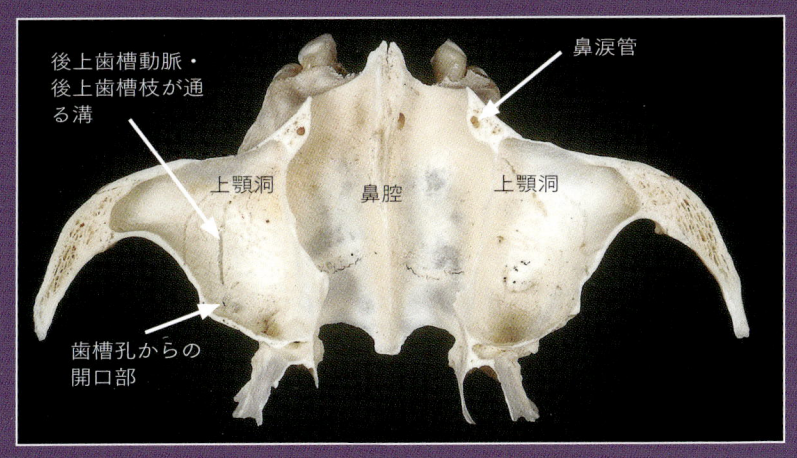

図2 上顎骨を眼耳平面部で水平断して，上顎洞を上方から観察．上顎洞は後方で上顎結節，外方で頬骨突起まで大きく広がっている．

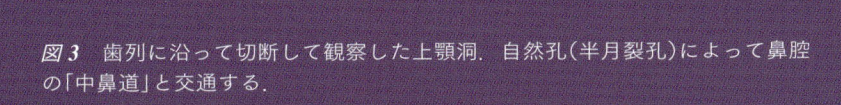

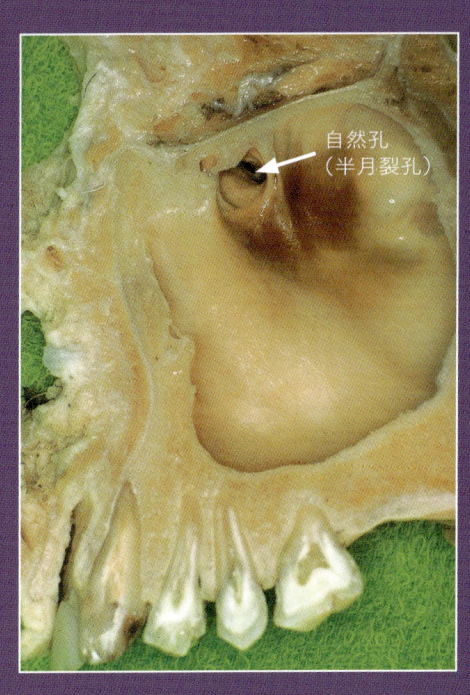

図3 歯列に沿って切断して観察した上顎洞．自然孔（半月裂孔）によって鼻腔の「中鼻道」と交通する．

　無歯顎になると上顎洞底が上方に移動するため，洞の前縁，後縁にも形態の変化がみられる．洞の前縁と梨状孔外側縁との距離は，有歯顎では6.2〜6.5mmだが，無歯顎では約6.9mmで0.4〜0.7mm後退する．また，洞後縁と頬骨下稜の距離も，有歯顎では約24.2mmのものが，無歯顎では約21mmで，約3mm前方へ移動する．そのため，有歯顎で前後径が約36mmのものが，無歯顎になると，約35mmと短くなる．しかし外側端は，無歯顎になると有歯顎より約2mm外方へ拡がる．この結果，洞容積は有歯顎で8.0〜8.9mLのものが，無歯顎になると約7.4mLとなり，1mL前後縮小する．

　上顎洞底線は歯根の存在によって有歯顎時は凹凸があるが，無歯顎になると滑らかな曲線へと形態変化する．この状態をCTの横断面などで診査して比較すると，歯の喪失後に上顎洞が大きく広がったように見えることがある．

3．上顎洞の機能は？

　多列繊毛上皮などからなる上顎洞粘膜は，洞内の微細な細菌，異物を自然孔（「半月裂孔」相当部）へ運び，排除する機構をもつ（図3）．粘膜肥厚などにより自然孔が狭くなると，上顎洞からの異物の排除がうまく機能しない場合がある．

　この上顎洞という空洞がもつ機能となると諸説あり，「頭蓋を軽くする」「談話中の声音に対して共鳴する」などが挙げられているが，これらの見解には反論も多く見解は一致していない．「無用な空隙」と解説する成書も存在する．

参考文献
1．上村次郎．無歯顎と有歯顎の上顎骨の形態学的研究1：上顎洞について．歯科学報 1974；74(12)：1860-1889．
2．橘田博純．日本人上顎骨の内部構造に関する研究：成人有歯顎及び無歯顎について．歯科学報 1987；87(7)：1005-1033．
3．関芳彦，渡辺孝夫，高橋常男．サイナスリフトに関するヒト上顎洞隔壁の解剖学的研究．神奈川歯学 2001；36(4)：215-227．
4．Kelley HC, Kay LW・著，河野庸雄・訳．上顎洞：その歯科的意義．東京：医歯薬出版，1980．

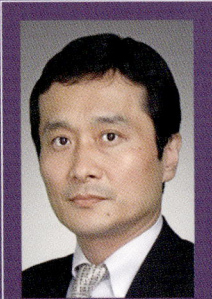

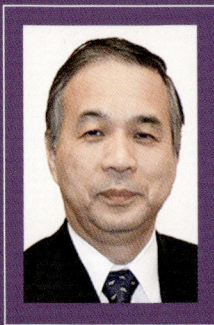

阿部伸一
東京歯科大学解剖学講座　教授

井出吉信
東京歯科大学　学長
東京歯科大学解剖学講座　教授

24 twenty-four | 上顎結節部の脈管・神経

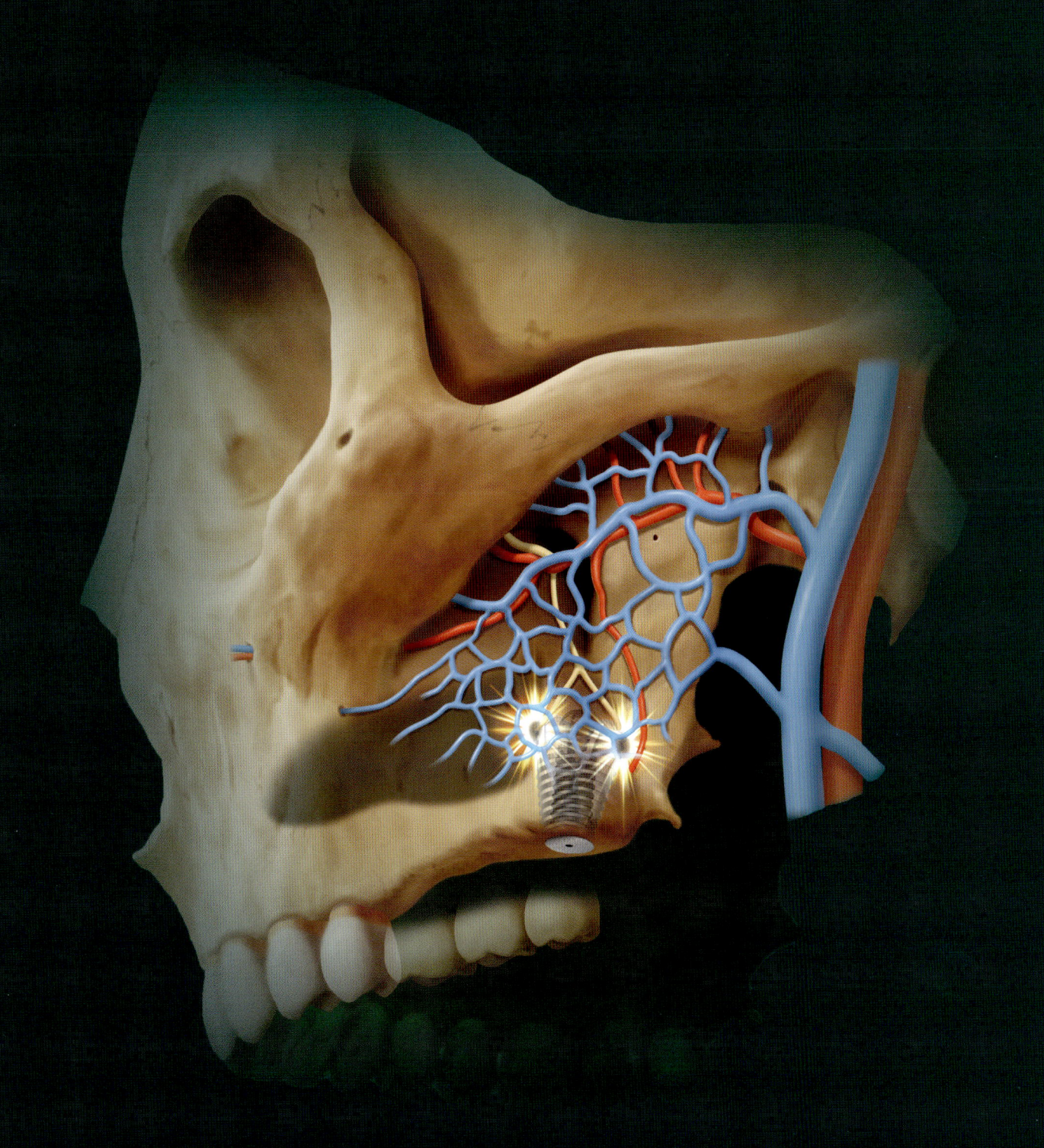

The Illustrated Clinical Science

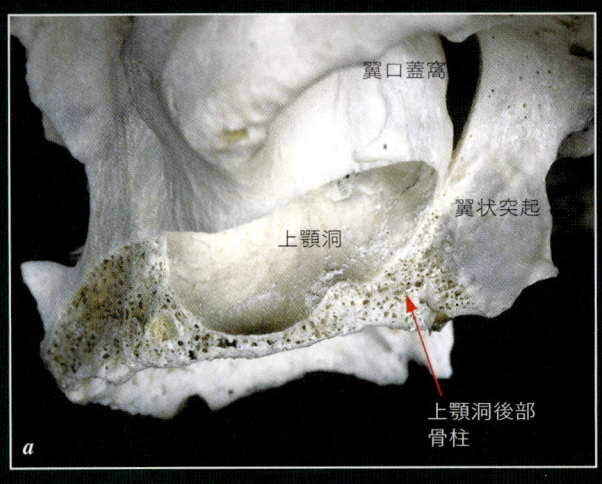

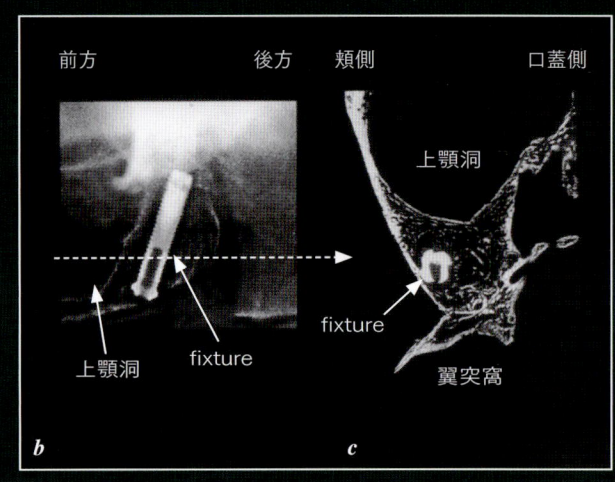

図1 上顎結節部へのインプラント．*a*：歯を喪失して歯槽突起が大きく吸収しても，「上顎結節」部の海面骨はある程度確保されるため，インプラント埋入の対象部位となる．*b*：上顎結節部に埋入されたインプラント（エックス線像）．*c*：インプラント体中央部における水平断像（エックス線像）．

「上顎結節」の後部は薄い皮質骨でおおわれているが，後下部内方は「口蓋骨」と「蝶形骨翼状突起」が付着していて一定量の骨梁を確保できるため，インプラント施術の対象部位となりうる．上顎骨臼歯部へのインプラントは，上顎結節部を利用して後方の「翼状突起」方向へ埋入する．しかしその後方には「翼突静脈叢」をはじめとする脈管・神経などが分布しており，インプラント体の穿孔による脈管・神経の損傷には十分な注意が必要である．

上顎結節部の後方には「翼口蓋窩」が存在する．「翼口蓋窩」は神経系の大きなターミナル駅で，頭蓋腔からの神経，翼突管からの神経などが交差合流する．さらには動脈の多くの分枝，静脈では「翼突（筋）静脈叢」という血管網がネット状に分布している．それだけではない．内側翼突筋，外側翼突筋，頬筋など，咀嚼・嚥下機能にとって重要な筋群の付着部も近い．患者の骨形態を的確に診査し，上顎結節部後方への偶発症を防止しなければならない．

歯を失うと，骨量の減少・骨質の菲薄化が急速に進むため，上顎骨へのインプラント施術時には十分な考慮が必要である．とくに臼歯部では，骨量の確保が困難であり，種々の工夫がなされている．そのため近年，上顎結節の後部組織がインプラント対象部位として注目されている（*図1*）．

*図2*はインプラントを理想的な位置より深く，より後方へ埋入してしまった場合を想定した標本で，皮質骨を除去して骨内部を観察したものである．この場合，インプラントの先端が上顎骨の「後部骨壁」を破壊し，「翼状突起部」まで達している．ここでは「後上歯槽動脈」の損傷と上顎神経の挫滅が偶発症として考えられる．

1．上顎結節部の神経の走行

「翼口蓋窩」で，上顎神経の本幹より「後上歯槽枝」が起こる．眼窩下神経が「翼口蓋窩」上部を横走中，後2/3で，2〜4本で起こる．眼窩下神経は起始後，下方または前下方に向かい，上顎骨後壁に沿って経過する．この経過の途中で分岐し，上顎結節上付近にある「歯槽孔」にむかう．そして「上顎結節」，最後臼歯の後上部，「眼窩下溝」入り口の下方にある5〜8個前後の「歯槽孔」より骨中に入る．骨中に入った神経の一部は，主として大臼歯，一部小臼歯の歯ならびに歯肉にも分布する．なお，「後上歯槽枝」が「歯槽孔」に入る前に分かれた枝が，上顎骨面上をさらに下走し，上顎大臼歯頬側歯肉と頬粘膜の一部に分布する．

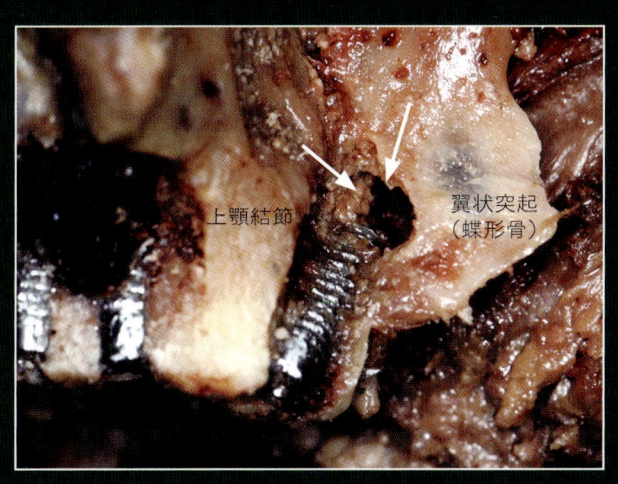

図2 上顎結節部（左側）に過剰に深く埋入され，翼状突起を破壊（矢印部）したインプラント．

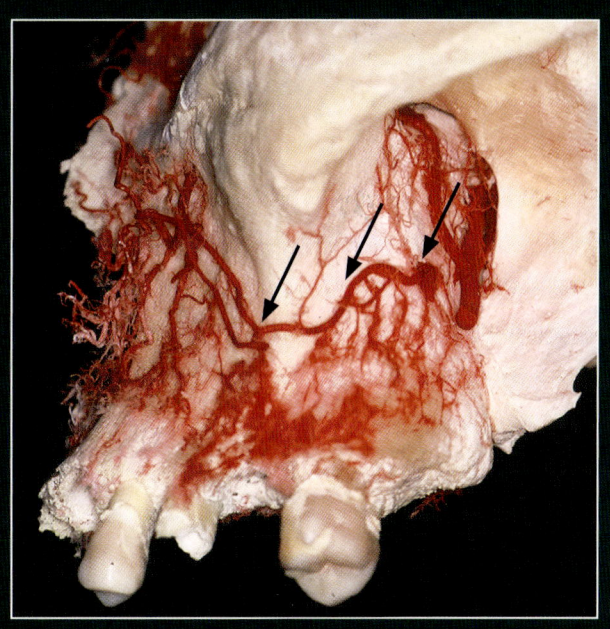

図3 上顎結節部に分布する後上歯槽動脈（矢印）．

2．上顎結節部を走行する脈管

「翼口蓋窩」では，「歯槽孔」をとおり上顎骨内に入り，上顎大臼歯および上顎洞に分布する「後上歯槽動脈」が分岐する．「後上歯槽動脈」は，上顎洞外壁内面を後方から前方に走行することから，サイナスリフト（上顎洞底挙上術）を行う際には注意が必要である．そのほか「歯槽孔」より進入せず上顎骨に沿って走行するものには太い分枝がある（*図3*）．この部位が出血した際の止血は困難であるため，浸潤麻酔時，さらにインプラント体の埋入時には十分な注意を要する．またそのすぐ後方には「翼突静脈叢」が位置する．

3．視診と触診による「歯槽孔」の位置の推定

神経・脈管の走行を考える場合，「歯槽孔」の位置を推定することは非常に重要となる．「歯槽孔」は上顎骨後壁上で，左右的には第三大臼歯の直上から，第二大臼歯までの間に存在し，上下的には，頬骨下稜を通り，「歯槽縁」に平行な線上より5mm以内上方にあり，上顎骨体における高さの中央1/3のところにある．

そこで，示指を口腔内に入れ，第二大臼歯部より上方へ挿入し，ついで，爪床が前方へ向くよう回転し，少し前方へ示指を動かすと，頬骨下稜をふれるので，この爪の尖端付近の高さに，「歯槽孔」が位置することがわかる．なお，指を挿入する際，開口していると筋突起が前走し，指が入りにくいので，口を閉じさせておくか，少し開ける程度にする．

参考文献

1. 山浦俊也,田松裕一,井出吉信.日本人上顎結節部の形態および内部構造の研究.日口腔インプラント誌 1998;11(1):23-42.
2. 御手洗智,阿部伸一,井出吉信.歯牙喪失に伴う後上歯槽動脈の形態変化に関する研究.日口腔インプラント誌 2000;13(3):531-543.
3. 阿部伸一,上松博子,井出吉信.インプラントのための解剖学.歯科臨床研究 2004;1(1):47-57.

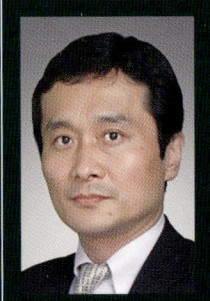

阿部伸一

東京歯科大学解剖学講座　教授

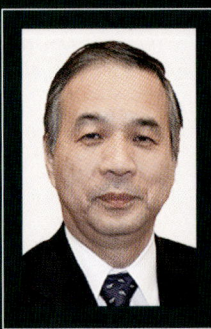

井出吉信

東京歯科大学　学長
東京歯科大学解剖学講座　教授